高职高专生物制药技术类专业实训教材

药用微生物技术实训

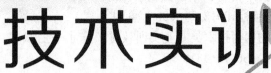

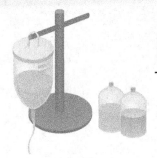

主　编　蔡晶晶

编　者（以姓氏笔画为序）

王　蔷（安徽医学高等专科学校）

李军红（合肥工业大学）

李光伟（中国科学技术大学生物工程中试基地）

张文军（安徽安科生物工程（集团）股份有限公司）

陈的华（安徽医学高等专科学校）

祝红顺（合肥天麦生物科技发展有限公司）

蔡晶晶（安徽医学高等专科学校）

东南大学出版社

SOUTHEAST UNIVERSITY PRESS

·南京·

内容提要

本教材根据《药用微生物实验》教学大纲及高职教育特点编写而成,力求突出实用性与岗位适应性。实验内容包括常用器皿的洗涤包扎、微生物人工培养技术、显微镜检技术、微生物群体测定技术、菌种选育及保藏、免疫学测定、药品微生物检验等项目,整体上突出微生物的基本技能,并强化基本技能在制药工业中的应用。书的最后附有常用培养基的配制、常用染色液、试剂的配制等。

本教材可供药学、生物制药技术等相关专业高职层次的学生使用,也可作为其他医药人员的参考书。

图书在版编目(CIP)数据

药用微生物技术实训 / 蔡晶晶主编;王蕾等编. ——
南京:东南大学出版社,2013.7(2023.1重印)
高职高专生物制药技术类专业实训教材 / 宋小平主编
ISBN 978-7-5641-4313-8

Ⅰ. ①药… Ⅱ. ①蔡… ②王… Ⅲ. ①药物学-微生
物学-高等职业教育-教材 Ⅳ. ①R915

中国版本图书馆 CIP 数据核字(2013)第 130222 号

药用微生物技术实训

出版发行	东南大学出版社	
出 版 人	江建中	
社　　址	南京市四牌楼 2 号	
邮　　编	210096	
经　　销	江苏省新华书店	
印　　刷	广东虎彩云印刷有限公司	
开　　本	787 mm×1 092 mm　1/16	
印　　张	6.25	
字　　数	156 千字	
版　　次	2013 年 7 月第 1 版　2023 年 1 月第 4 次印刷	
书　　号	ISBN 978-7-5641-4313-8	
定　　价	18.00 元	

＊本社图书若有印装质量问题,请直接与营销部联系,电话:025—83791830。

前　言

　　药用微生物技术是药学专业、生物制药技术专业重要的专业基础课程，实验教学是保证课程整体教学水平的重要环节，本教材是供药学、生物制药技术等相关专业高职层次学生使用的实验教材。

　　本教材注重以就业为导向，以"实用、适用"为原则，通过分析制药行业中"微生物发酵工"、"微生物检验工"等相关工种的岗位能力，同时结合药用微生物服务于后继专业课程的需要，提炼课程的必备核心技能，设计实验项目。教材的内容涵盖学生必须掌握的微生物学基本技能，如常用器皿的洗涤、包扎、微生物人工培养技术、显微镜检技术、微生物群体测定技术、菌种选育及保藏、免疫学测定等项目，每个项目下精选编排若干典型、常用的实验技能。同时教材突出微生物基本技能在药学专业的实际应用，编写药品微生物检验项目，其下包括一系列综合实验项目，目的是提升学生对基本技能掌握后的融合与应用能力，以学生为主体制定实验方案，实施实验过程，教师只起指导作用，锻炼学生综合运用微生物学技能于药学相关工作岗位，提高学生分析问题、解决问题的能力。实验项目中每个子实验都基本上按照【实验目的】、【实验内容】、【实验思考】、【技能关键要点】的格式编写，部分实验设有知识拓展或实验拓展供学有余力的学生学习。书的最后附有常用培养基、常用染色液、试剂的配制等。

　　本教材系校企合作共同编写，参加本教材编写的有工作在教学科研一线的经验丰富的教师，如来自合肥工业大学的李军红，中国科学技术大学生物工程中试基地的李光伟，安徽医学高等专科学校的蔡晶晶、王蔷，也有长期工作在制药企业生产与质检一线的企业人员，如安徽安科生物工程的张文军，合肥天麦生物科技的祝红顺（排名不分先后），此外教材编写中借鉴了大量教材及文献资料（主要参考文献列于书后），在此向上述各位专家及参考文献的原作者表示由衷的感谢！

　　由于编者水平有限，难免有疏漏和不当之处，敬请有关专家、同行和使用本书的师生予以指正。

编　者

2013 年 4 月

目 录

药用微生物技术实验的目的与实验注意事项

一、药用微生物技术实验课的目的

训练学生掌握微生物学最基本的操作技能；熟悉微生物学在药学行业的具体应用；加深理解课堂讲授的某些药用微生物学理论。同时，通过实验，牢固地建立无菌概念，培养学生观察、思考、分析问题和解决问题的能力；养成实事求是、严肃认真的科学态度以及勤俭节约、爱护公物的良好作风。

二、药用微生物技术实验注意事项

为了上好药用微生物技术实验课，并保证安全，特提出如下注意事项：

1. 每次实验前必须充分预习实验内容，以了解实验的目的、原理和方法，对整个实验的安排做到先后有序，有条不紊。

2. 操作人员在进行实验时应穿上工作服，离开时脱去，经常洗涤以保存清洁。

3. 实验室内应保持整洁，每次实验前须用湿布擦净台面，必要时可用消毒液擦拭，实验前要洗手，以减少染菌的概率。进行无菌操作时，要关闭门窗，防止空气对流。尽量避免在实验室随便走动，以免染菌，同时勿高声谈话，保持室内安静。

4. 实验时小心仔细，全部操作应严格按操作规程进行，万一遇有盛菌试管或瓶不慎打破、皮肤破伤或菌液吸入口中等意外情况发生时，应立即报告指导教师，及时处理，切勿隐瞒。

5. 实验过程中，切勿使乙醇、乙醚、丙酮等易燃药品接近火焰。如遇火险，应先关掉火源，再用湿布或沙土掩盖灭火。必要时使用灭火机。

6. 使用显微镜或其他贵重仪器时，要求细心操作，特别爱护。对消耗材料和药品等要力求节约，用毕后仍放回原处。

7. 每次实验完毕后，必须把所用仪器抹净放妥，将实验室收拾整齐，擦净桌面，如有菌液污染桌面或其他地方时，可用3%煤酚皂液或5%苯酚（石炭酸）液覆盖其上半小时后擦去，如系芽孢杆菌，应适当延长消毒时间。凡带菌之工具（如吸管、玻璃刮棒等）在洗涤前须浸泡在3%煤酚皂液中进行消毒。

8. 在清洗带菌的培养皿、锥形瓶或试管之前，应先煮沸半小时或进行加压蒸汽灭菌。

9. 每次实验需进行培养的材料，应标明组别及处理方法，放于教师指定的地点进行培养。实验室中的菌种和物品等，未经教师许可，不得携出室外。

10. 认真及时做好实验记录，对于当时不能得到结果而需要连续观察的实验，则需记下每次观察的现象和结果，以便分析。每次实验的结果，应以实事求是的科学态度填写实验报告，及时交给指导教师批阅。

11. 离实验室前应将手洗净，值日生负责打扫实验室及进行安全检查（关闭门窗、水、电、火等）。

项目一 常用器皿的洗涤、包扎

实验一 微生物实验常用器皿的洗涤、包扎及灭菌

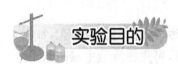

实验目的

熟悉微生物实验室常用玻璃器皿的洗涤方法、包扎及灭菌方法。

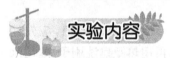

实验内容

一、实验原理

在微生物实验中,为确保实验顺利地进行,要求把实验所用的玻璃器皿清洗干净。在制备培养基的过程中,首先要使用一些玻璃器皿,如试管、锥形瓶、培养皿、烧杯和吸管等。这些器皿在使用前都要根据不同的情况,经过一定的处理,洗刷干净。有的还要进行包装,经过灭菌等准备工作后,才能使用。

二、实验材料

1. 玻璃器皿 锥形瓶、试管、培养皿和刻度移液管(1 ml)。
2. 溶液 蒸馏水、生理盐水、2％盐酸、95％乙醇、洗衣粉液、5％的苯酚(石炭酸)溶液。
3. 设备 高压蒸汽灭菌锅、干燥箱。
4. 其他 牛皮纸或报纸、线绳、封口膜、棉花、试管架、记号笔等。

三、实验操作

(一)常用玻璃器皿(试管、锥形瓶、培养皿、刻度移液管)的洗涤

1. 玻片洗涤法 细菌染色的玻片,必须清洁无油,清洗方法如下:

(1)新购置的载片,先用2％盐酸浸泡数小时,冲去盐酸。再放浓洗液中浸泡过夜,用自来水冲净洗液,浸泡在蒸馏水中或擦干装盒备用。

（2）用过的载片，先用纸擦去液体石蜡，再放入洗衣粉液中煮沸，稍冷后取出。逐个用清水洗净，放浓洗液中浸泡 24 小时，控去洗液，用自来水冲洗。蒸馏水浸泡。

（3）用于鞭毛染色的玻片，经以上步骤清洗后，应选择表面光滑无伤痕者，浸泡在 95％乙醇中暂时存放，用时取出，用干净纱布擦去乙醇，并经过火焰微热，使残余的乙醇挥发，再用水滴检查，如水滴均匀散开，方可使用。

（4）洗净的玻片，最好及时使用，以免空气中飘浮的油污沾染，长期保存的干净玻片，用前应再次洗涤后方可使用。

（5）盖片使用前，可用洗衣粉液或洗液浸泡，洗净后再用 95％乙醇浸泡，擦干备用，用过的盖片也应及时洗净擦干保存。

2. 玻璃器皿洗涤法　清洁的玻璃器皿是得到正确实验结果的重要条件之一。由于实验目的的不同，对各种器皿清洁程度的要求也不同。

（1）一般玻璃器皿，如锥形瓶、培养皿、试管等，可用毛刷及去污粉或肥皂洗去灰尘、油垢、无机盐类等物质，然后用自来水冲洗干净。少数实验要求高的器皿，可先在洗液中浸泡数十分钟，再用自来水冲洗，最后用蒸馏水洗 2～3 次。以水在内壁能均匀分布成一薄层而不出现水珠为油垢除尽的标准。洗刷干净的玻璃仪器烘干备用。

（2）用过的器皿应立即洗刷，放置太久会增加洗刷的困难。染菌的玻璃器皿，应先经 121 ℃高压蒸汽灭菌 20～30 分钟后取出。趁热倒出容器内培养物，再用热肥皂洗刷干净，用水冲洗。带菌的移液管和毛细吸管，应立即放入 5％苯酚（石炭酸）溶液中浸泡数小时，先灭菌，然后再用水冲洗，有些实验，还需要用蒸馏水进一步冲洗。

（3）新购置的玻璃器皿含有游离碱，一般先用 2％盐酸或洗液浸泡数小时后，再用水冲洗干净。新的载玻片和盖玻片先浸入肥皂水（或 2％盐酸）内 1 小时，再用水洗净，以软布擦干后浸入滴有少量盐酸的 95％乙醇中，保存备用。已用过的带有活菌的载玻片或盖玻片可先浸在 5％石炭酸溶液中消毒，再用水冲洗干净，擦干后，浸入 95％乙醇中保存备用。

（4）移液管及滴管可用水冲洗后，插入 2％盐酸溶液中浸泡数十分钟，取出后用自来水冲洗，再用蒸馏水冲洗 2～3 次（为使移液管、滴管冲洗洁净，可将一根直径 6～7.5 mm 的橡皮管或塑料管连接在自来水龙头上或连接在蒸馏水瓶上，橡皮管或塑料管的另一端直接套接在移液管或滴管的底端，即安装橡皮头的一端，然后放水冲洗即可）。洗净后的移液管或滴管使顶端（细口端）朝上倒转斜立于一铝制盒内，放入 100 ℃干燥箱中烘干备用。

（二）无菌生理盐水的制备

生理盐水的配制方法如下：

1. 称取 9 g 氯化钠，溶解在少量蒸馏水中，稀释到 1 000 ml。

2. 分装于 250 ml 锥形瓶，每瓶装 99 ml（或 95 ml，为分离真菌用），每瓶内装 10 粒玻璃珠。

3. 分装试管，每管装 9 ml（每组 5～7 支）；高压蒸汽灭菌后备用。

（三）玻璃器皿的包装

1. 培养皿的包装　培养皿常用旧报纸严密包紧，一般以 8～10 套培养皿作一包，少于 8 套则工作量太大，多于 10 套则不易操作。包好后进行干热或湿热灭菌。如将培养皿放入铜筒内进行干热灭菌，则不必用纸包，铜筒有一圆筒形的带盖外筒，里面放一装培养皿的带底框架，此框架可自圆筒内提出，以便装取培养皿。

2. 吸管的包装　准备好干燥的吸管，在距其粗头顶端约 0.5 cm 处，塞一小段约 1.5 cm 长的棉花，以免使用时将杂菌吹入其中，或不慎将微生物吸出管外。棉花要塞得松紧恰当，过紧，吹吸液体太费力；过松，吹气时棉花会下滑。然后分别将每支吸管尖端斜放在旧报纸条的近左端，与报纸呈 45°角，并将左端多余的一段纸覆折在吸管上，再将整根吸管卷入报纸，右端多余的报纸打一小结。如此包好的很多吸管可再用一张大报纸包好，进行干热或湿热灭菌。

3. 试管及锥形瓶的包装　试管管口塞上硅胶塞，每 7 支一组，外面用报纸包装后用细线包扎。将装有玻璃珠的锥形瓶瓶口用封口膜覆盖并用细线包扎好。

（四）灭菌

将包扎好的培养皿、吸管，装有生理盐水的试管和锥形瓶于高压蒸汽灭菌锅内 121 ℃灭菌 20 分钟。

四、注意事项

1. 含有微生物，尤其是病原微生物的玻璃器皿一定要经过灭菌处理后再洗涤。
2. 空的玻璃器皿干燥后再包扎并灭菌。

技能关键要点

1. 玻璃器皿洗涤洁净程度的正确判断。
2. 平皿及移液管包扎严密，湿气灭菌后不松散。

（李军红）

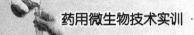

项目二　微生物人工培养技术

实验一　培养基的配制及灭菌

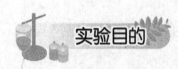 **实验目的**

1. 了解配制培养基的原理,掌握配制培养基的一般方法和步骤。
2. 掌握培养基的灭菌方法。

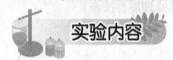 **实验内容**

一、实验原理

在实验室中配制的适合微生物生长繁殖或累积代谢产物的任何营养基质,都叫做培养基(Mediun)。由于各类微生物对营养的要求不同,培养目的和检测需要不同,因而培养基的种类很多。根据某种标准,将种类繁多的培养基划分为若干类型。

培养基必须含有碳源、氮源、能源、无机盐、生长因子和水,这些营养物按照一定的比例配方,在适合微生物生长繁殖的 pH 和温度下,经过灭菌后才可以使用。

二、实验材料

1. 培养基(配方见附录一)　牛肉膏蛋白胨培养基、虎红培养基、豆芽汁葡萄糖培养基、高氏一号培养基。
2. 试剂　1 mol/L NaOH 溶液、1 mol/L HCl 溶液。
3. 其他　pH 试纸、电子天平、药匙、称量纸、锥形瓶、烧杯、量筒、试管、无菌培养皿、玻璃棒、棉花、牛皮纸、封口膜、线绳、纱布、刻度移液管、漏斗、报纸、硫酸纸等。

三、实验操作

1. 培养基的配制

（1）称量：按照培养基的配方，根据所要配制培养基的量计算后准确称取各成分。

（2）溶化：在烧杯中加入适量的水，按需要可为蒸馏水或自来水，水量略少于要配制的培养基的量。加热，然后依次加入各组分，琼脂暂时不加，使其溶解，加热过程中应不断搅拌以免糊底。待完全溶解后补足水量。用马铃薯、豆芽等配制的培养基，须先将马铃薯或豆芽按其配方的浓度加热煮沸 0.5 小时（马铃薯须先削皮）并用纱布过滤，然后加入其他成分继续加热使其溶化，补足水量，如果配方中含有淀粉，则需先将淀粉加热煮融，再加入其他药品，并补足水量。

（3）调节 pH：初制备好的培养基往往不能符合所要求的 pH，如果培养基偏酸或偏碱时，可用 1 mol/L NaOH 或 1 mol/L HCl 溶液进行调节。调节 pH 时，应逐滴加入 NaOH 或 HCl 溶液，防止局部过酸或过碱，破坏培养基中成分。边加边搅拌，并不时用 pH 试纸测试，直至达到所需 pH 为止。尽量避免回调而影响培养基内离子浓度。

（4）配制固体培养基：将已配好的液体培养基加热煮沸，加入称好的琼脂（1.5%～2.0%），并用玻璃棒不断搅拌，以免糊底烧焦。继续加热至琼脂全部融化，最后补足因蒸发而失去的水分。

2. 培养基的分装　将制好的培养基分装入试管和锥形瓶，瓶口塞上棉塞（或硅胶泡沫塞），用牛皮纸包扎管（瓶）口。分装时注意不要让培养基污染管口或瓶口。如操作中不小心将培养基污染管口或瓶口时，可用镊子夹一小块脱脂棉，擦去管口或瓶口的培养基，并将脱脂棉弃去。

分装入试管的培养基量，如用作保存菌种用的斜面，分装高度以试管高度的 1/4～1/5 为宜。如用作平板用的大试管则装 12～15 ml 左右。半固体培养基分装试管一般以试管高度 1/3 为宜，灭菌后制成斜面或垂直待凝成半固体深层琼脂。分装入三角瓶内以不超过其容积的一半为宜。

3. 培养基的灭菌　培养基经分装包扎后，应立即进行高压蒸汽灭菌，0.1 MPa 灭菌 20 分钟，如培养基中含葡萄糖，则无菌条件为 0.075 MPa 灭菌 30 分钟。如因特殊情况不能及时灭菌，则应暂存于冰箱中。

（1）压力锅内加入适量的水。

（2）需灭菌的物品（分装在试管、锥形瓶中的固、液体培养基）用防潮纸包好（防止锅内水汽把棉塞淋湿），放入灭菌锅内。物品摆放要疏松，否则影响蒸汽流通与灭菌效果。

（3）将灭菌锅盖的蒸汽管插入套筒侧壁的凹槽内，关闭灭菌锅盖旋紧螺栓，切勿漏气。

（4）打开放气阀，加热，热蒸汽上升，以排除锅内冷空气，排气约 5～10 分钟，关闭放气阀。

（5）关闭放气阀后，整个灭菌锅成为密闭状态，而蒸汽又不断增多，这时压力和温度都上升，当温度升至 121 ℃，保持 20～30 分钟即达到灭菌目的。

（6）灭菌完毕，待压力自然降至"0"时，打开放气阀，注意不能打开过早，否则突然降压致使培养基冲腾，使棉塞、硅胶泡沫塞沾污，甚至冲出容器以外。

（7）打开灭菌锅盖，取出已灭菌的器皿及培养基。

4. 斜面和平板的制作

（1）斜面的制作：将已灭菌装有琼脂培养基的试管，趁热置于木棒上，使成适当斜度，凝固后即成斜面(图 2-1)。斜面长度不超过试管长度 1/2 为宜。如制作半固体或固体深层培养基时,灭菌后则应垂直放置至冷凝。

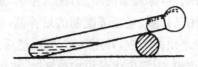

图 2-1　斜面的放置

(2)平板的制作:将装在锥形瓶或试管中已灭菌的琼脂培养基融化后,待冷至 50 ℃左右倾入无菌培养皿中。温度过高时,皿盖上的冷凝水太多;温度低于 50 ℃,培养基易于凝固而无法制作平板。

平板的制作应在火焰旁进行(图 2-2),左手拿培养皿,右手拿锥形瓶的底部或试管,左手同时用小指和手掌将棉塞打开,灼烧瓶口,用左手大拇指将培养皿打开一缝至瓶口正好伸入,倾入 10～12 ml 的培养基,迅速盖好皿盖,置于桌上,轻轻旋转平皿,使培养基均匀分布于整个平皿中,冷凝后即成平板。

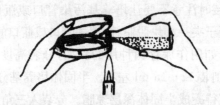

图 2-2　将培养基倒入培养皿

5. 培养基的无菌检查　灭菌后的培养基,一般需进行无菌检查。最好从中取出 1～2 管(瓶),置于 37 ℃恒温箱中培养 1～2 天,确定无菌后方可使用。

四、注意事项

1. 根据不同需要,选择不同培养基配方制备培养基,注意定容。

2. 依据不同培养基配方要求,确定 pH、灭菌温度与时间。灭菌后的培养基,一般需进行无菌检查。

3. 使用高压蒸汽灭菌锅,要注意放完冷气。灭菌结束后等到气压表降到"0"时才能打开放气阀。

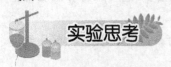 **实验思考**

1. 培养基配制完成后,为何要立即灭菌?若不能及时灭菌应如何处理?

2. 高压蒸汽灭菌操作过程中应注意哪些问题?

技能关键要点

1. 培养基的正确配制与分装。
2. 高压蒸汽灭菌锅的使用,操作注意事项。
3. 培养基无菌检查合格。

技能拓展

干热灭菌及过滤除菌

一、干热灭菌法

(一)实验方法

1. 把包扎好的移液管、平皿、滴管、试管等用牛皮纸包扎好后,放入干热灭菌箱内,物品摆放不要太挤。

2. 加热,使温度到达 170 ℃左右,并保持 2 小时,才能杀死细菌与芽孢。

3. 待烘箱内温度降至 40 ℃以下再打开烤箱,取出灭菌物品。

(二)实验结果

灭菌好的物品应呈无菌状态。

(三)注意事项

1. 器械要洗净后再干烤,防止表面的污物炭化。

2. 物品包装不宜太大,安放的物品勿超过烤箱高度的 2/3 并留有空隙,以利于热空气的对流。

3. 灭菌过程中不得中途打开烤箱放入新的物品。

4. 灭菌时间从烤箱内温度达到要求温度时算起。

二、过滤除菌

过滤除菌法主要用于一些不耐热的血清、毒素、抗生素、酶、细胞培养液及空气等除菌。其除菌效果取决于过滤材料的结构、特性、滤孔大小等因素。过滤除菌应选择孔径小于 1 μm 的滤器。一般不能除去病毒、支原体和细菌 L 型。

(陈的华)

实验二　微生物的分离与培养

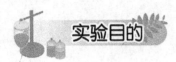

实验目的

1. 掌握十倍梯度稀释法的正确操作。
2. 掌握涂布平板法与倾注平板法。
3. 熟悉微生物在不同培养基上的生长情况。

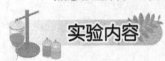

实验内容

一、实验原理

土壤是微生物生活的大本营,是寻找和发现有重要应用潜力微生物的主要菌源。不同土样中各类微生物数量不同,一般土壤中细菌数量最多;其次为放线菌和霉菌。一般在较干燥、偏碱性、有机质丰富的土壤中放线菌数量较多;酵母菌在一般土壤中的数量较少,而在水果表皮、葡萄园、果园土中数量多些。本次实验从土壤中分离细菌、放线菌和霉菌;自面肥或酒曲或果园土分离酵母菌。

本实验以采集的土壤和面肥为样品,利用平板分离法从中分离出细菌、霉菌、酵母和放线菌。

二、实验材料

1. 分离样品　待分离微生物的原材料。
2. 培养基(配方见附录一)　牛肉膏蛋白胨培养基、高氏一号培养基、虎红培养基和豆芽汁葡萄糖培养基。
3. 其他　接种环、酒精灯、灭菌移液管(1 ml)、灭菌培养皿、无菌水(99 ml/250 ml 锥形瓶,9 ml/管)、玻璃棒、涂布棒、吸耳球、试管架、记号笔和恒温培养箱等。

三、实验操作

1. 制备土壤稀释液　称取土样 1.0 g(5.0 g),放入到盛有 99 ml(95 ml)无菌水或无菌生理盐水并装有玻璃珠的锥形瓶中,振荡 10～20 分钟,使土壤均匀分散成土壤悬液(10^{-2})。用 1 ml 的无菌移液管从中吸取 0.5 ml 土壤悬液,沿管壁缓慢注射于盛有 4.5 ml 无菌水的试管中(注意吸管或吸头尖端不要触及稀释液面),振摇试管或用无菌吸管反复吹打使其混合均匀(10^{-3})。

用同样方法依次制成 $10^{-3} \sim 10^{-6}$ 的土壤稀释液,为避免稀释过程误差,进行微生物计数时,最好每一个稀释度更换一支移液管(图 2-3、图 2-4)。

2. 微生物的分离　以下两种方法可选择一种来进行土壤微生物的分离。

(1) 倾注平板法分离(图 2-4):无菌移液管分别吸取上述 10^{-6}、10^{-5}、10^{-4} 三个稀释度菌悬液 1 ml,依次滴加于相应编号已制备好的培养基平板上,再倾注已冷却至 50 ℃左右的已溶化的培养基 15~20 ml,轻摇均匀,放平待凝。每个浓度要做 3 个平板。

(2) 涂布平板法分离(图 2-5):依前法向无菌培养皿中倾倒已溶化的培养基,待平板冷凝后,用无菌移液管分别吸取上述 10^{-6}、10^{-5}、10^{-4} 三个稀释度菌悬液 0.1 ml,依次滴加于相应编号已制备好的培养基平板上,用无菌玻璃涂棒涂匀。一定要多涂几遍,涂到菌液均匀分布为止,切忌用力过猛将菌液直接推向平板边缘或将培养基划破。每个浓度要做 3 个平板。

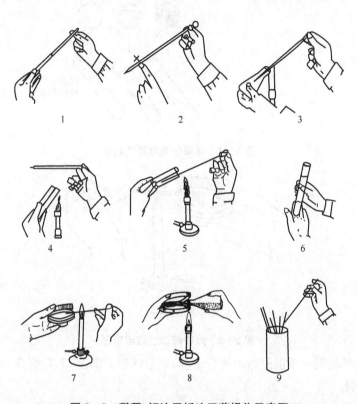

图 2-3　稀释、倾注平板法无菌操作示意图

1. 从包装纸套中取出无菌移液管;2. 安装橡皮头,勿用手指接触移液管;3. 火焰旁取出土壤悬浮液;4. 灼烧试管口和移液管口;5. 在火焰旁对土壤悬浮液进行稀释;6. 用手敲打试管混匀土壤稀释液;7. 从最小稀释度开始,将稀释液加入无菌培养皿中;8. 将溶化冷却到 45~50 ℃培养基倒入培养皿内;9. 用毕的移液管装入废弃物缸中浸泡消毒后灭菌洗涤。

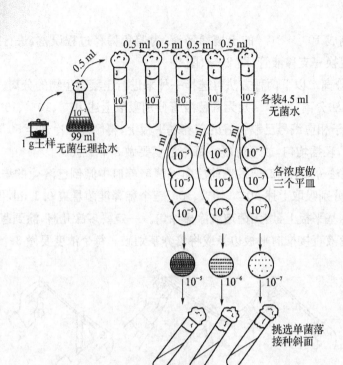

图 2-4　稀释分离过程示意图

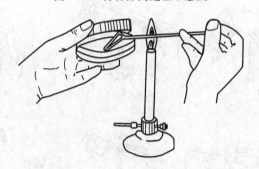

图 2-5　涂布操作过程示意图

3. 培养　将平板倒置于恒温箱中进行培养,观察结果。细菌 37 ℃培养 48 小时,真菌30 ℃培养 72～120 小时。

4. 微生物菌落计数(平板菌落计数法)　含菌样品的微生物经稀释分离培养后,每一个活菌细胞可以在平板上繁殖形成一个肉眼可见的菌落。故可根据平板上菌落的数目,推算出每克含菌样品中所含的活菌总数。

$$每克含菌样品中微生物的活细胞数 = \frac{同一稀释度的 3 个平板上菌落平均数 \times 稀释倍数}{含菌样品克数}$$

一般由三个稀释度计算出的每克含菌样品中的总活菌数和同一稀释度出现的总活菌数均应很接近,不同稀释度平板上出现的菌落数应呈规律性地减少。如相差较大,表示操作不精确。

通常以第二个稀释度的平板上出现 50 个左右菌落为好。

四、实验结果

利用各种选择培养基可以从试验材料中筛选出细菌、放线菌、酵母菌和霉菌,计算此土壤中各类微生物的含量。

实验思考

1. 在恒温箱中培养微生物时为何培养皿均需倒置?
2. 分离某类微生物时培养皿中出现其他类微生物,应该如何进一步分离和纯化?

技能关键要点

1. 样品稀释过程中充分混匀。
2. 严格无菌操作。
3. 各类微生物的正确培养。
4. 平板微生物分离结果要求:分离出单菌落、成稀释梯度、菌落分布均匀、未染杂菌。

(李军红)

实验三　无菌接种技术

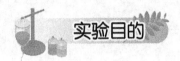

实验目的

1. 学习正确使用常用的接种工具,掌握各种接种方法与技术。
2. 掌握无菌操作技术。

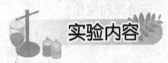

实验内容

一、实验原理

微生物接种技术是进行微生物纯化及微生物发酵培养必不可少的手段,本实验中列举几种比较常用的接种方式。在接种时务必注意无菌操作,无菌是指在环境中一切有生命活动的微生物的营养细胞及其芽孢或孢子都不存在的状态。在微生物实验中,无菌操作的目的在于防止待接种细菌被杂菌污染,以免使待培养的微生物死亡或产生其他代谢产物。

二、实验材料

1. 设备　超净工作台、恒温培养箱。
2. 培养基　无菌培养基平板、无菌斜面琼脂、无菌液体培养基。
3. 其他　接种针、乙醇棉球等。

三、实验操作

1. 操作前准备
(1) 打开超净工作台,紫外线灯灭菌30分钟。
(2) 操作人员用肥皂或适宜消毒液洗手,穿戴无菌衣、帽、口罩、手套。
(3) 再用乙醇棉擦拭双手及操作台面,摆放物品,点燃酒精灯,无菌操作前再次擦手。
2. 平板划线分离法　平板划线分离是进行微生物纯培养及发现发酵中微生物染菌的重要方法。

用接种环挑取一环待分离菌样,在相应培养基平板中划线分离(图2-6)。常用的划线方法有连续划线法(图2-7A)和分区划线法(图2-7B)两种。

(1) 连续划线:将挑取有样品的接种环从平板边缘一点开始,连续作波浪式划线直到平板的另一端为止,当中不需灼烧接种环上的菌。培养后在划线平板上观察沿划线处长出的菌落形态,涂片镜检为纯种后再转接斜面。

（2）分区划线（四分区划线法）:取菌、接种、培养方法与"连续划线法"相似。分区划线法划线分离时平板分4个区,故又称四分区划线法。其中第4区是单菌落的主要分布区,故其划线面积应最大。为防止第4区内划线与1、2、3区线条相接触,应使4区线条与1区划条相平行,这样区与区间线条夹角最好保持120°左右。先将接种环蘸取少量菌在平板1区划3~5条平行线,取出接种环,左手关上盖,将平板转动60°~70°,右手把接种环上多出的菌体烧死,将烧红的接种环在平板边缘冷却,再按以上方法以1区划线的菌体为菌源,由1区向2区作第2次平行划线。第2次划线完毕,同时再把平板转动约60°~70°,同样依次在3、4区划线。划线完毕,灼烧接种环,盖上盖,同上法培养,在划线区观察单菌落。培养方法与"稀释涂布平板分离法"的培养相同。

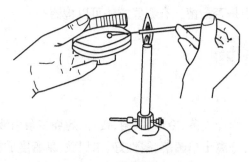

图2-6 划线分离示意图

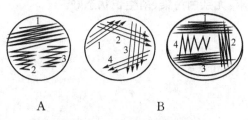

A   B

图2-7 划线分离方式

注:接种针可用镊子调节长度及直度,平板上需要标注接种日期、菌落编号、操作者姓名或组别,并可用笔划分三区或四区,方便划线。

3. 待培养至菌落形成,挑取单菌落至一斜面培养基　接种环灼烧灭菌。打开平皿盖,接种环稍冷却后挑取单菌落一环。在火焰旁将试管棉塞轻轻拔出,注意火焰封口,以防空气中微生物窜入。将接种环深入斜面底部,由底向上做"之"字形划线,灼烧管口,塞好塞子,将接种环灭菌后放回原处。

4. 由斜面转接入另一斜面　两支试管同时放手掌中,接种环灼烧灭菌,在火焰旁拔出试管棉塞,接种环稍冷却后挑取少量菌种转入待接斜面上,由底向上做"之"字形划线,接种完毕在火焰旁塞好棉塞,将接种环灭菌后放回原处。

5. 由斜面接种至液体培养基　接种环灼烧灭菌,待温度冷却后于火焰旁打开斜面棉塞,刮取一接种环菌接至液体培养基中,接种环在壁液交界处轻研并轻摇培养基,使菌分散开,避免成团,斜面盖上棉塞,保存;液体培养基进行培养,可作为种子进行后继的发酵培养。

四、注意事项

1. 应在酒精灯火焰旁 5 cm 操作,器皿开口均火焰封口。
2. 取菌种前灼烧接种针或接种环(要烧红)。
3. 烧红的接种针(环)稍事冷却再取菌种,以免烧死菌种。
4. 接种后应尽快塞上棉塞。

 实验思考

如何判断液体培养基中是否染菌? 有哪些方法可以检测?

 技能关键要点

1. 严格无菌操作。
2. 接种环的正确使用(灼烧灭菌、冷却、取菌、接种、灼烧多余菌液)。
3. 分区划线结果要求:分离出单菌落、线性好、未划破、菌密度成梯度。
4. 斜面琼脂划线要求:无杂菌污染、菌生长均匀、成"之"字形。
5. 液体培养基接种要求:无杂菌污染、菌生长状态好。

(蔡晶晶)

项目三　显微镜检技术

实验一　普通光学显微镜的使用

实验目的

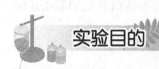

1. 学习普通光学显微镜的结构和各部分的功能。
2. 掌握普通光学显微镜的使用方法。

实验内容

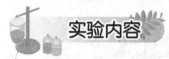

一、概述

普通光学显微镜由机械装置和光学系统两部分组成(图3-1)。机械装置包括镜座、载物台、镜臂、转换器、镜筒及调节器等;光学系统主要包括目镜、物镜、聚光器和光源等。显微镜主要利用光学系统中的目镜和物镜两组透镜系统来放大成像,总放大倍数是指物镜放大倍数和目镜放大倍数的乘积。

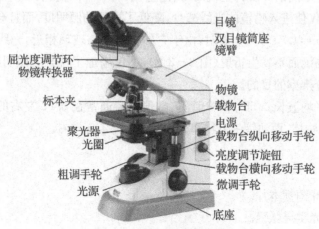

图3-1　光学显微镜的结构

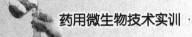

二、实验原理

显微镜分辨能力的高低取决于光学系统的各种条件,其中物镜的性能最为关键,其次为目镜和聚光镜的性能。显微镜性能的优劣不单看它的总放大倍数,更在于它的分辨率。显微镜的分辨率或分辨力(resolution or resolving power)是指显微镜能辨别物体两点间最小距离(D)的能力。D 值越小,分辨率越高。

$$分辨率(最大可分辨距离)=\frac{\lambda}{2NA}$$

式中:λ=光波波长,NA=物镜的数值孔径。

从式中可看出可以通过缩短光波波长和增大数值孔径来提高分辨率。

光学显微镜的光源不可能超出可见光的波长范围($0.4\sim0.7\ \mu m$),而数值孔径则取决于物镜的镜口角和玻片与镜头间介质的折射率,可表示为:

$$NA=n\cdot\sin\theta$$

式中 n 为介质折射率,θ 为光线镜口角(图 3-2 中的 α 的半数)。它取决于物镜的直径和焦距,一般来说 θ 在实际应用中最大只能达到 90°。

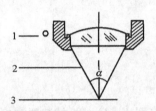

图 3-2 物镜的镜口角
1. 物镜;2. 镜口角;3. 标本面

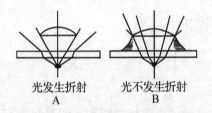

光发生折射　　光不发生折射
A　　　　　　B

图 3-3 干燥系物镜
(A)与油浸系物镜　(B)光线通路

当物镜与载玻片之间的介质为空气时,由于空气($n=1.0$)与玻璃($n=1.52$)的折射率不同,光线会发生折射,不仅使进入物镜的光线减少,降低了视野的照明度,而且会减少镜口角(图 3-3 A)。当以香柏油($n=1.515$)为介质时,由于它的折射率与玻璃相近,光线经过载玻片后可直接通过香柏油进入物镜而不发生折射(图 3-3 B),不仅增加了视野的照明度,而且可达到通过增加数值孔径提高分辨率的目的。

若以可见光的平均波长 $0.55\ \mu m$ 来计算,数值孔径通常在 0.65 左右的高倍镜只能分辨距离不小于 $0.4\ \mu m$ 的物体,而油镜的分辨率却可达到 $0.2\ \mu m$ 左右。

三、实验材料

1. 标本　葡萄球菌标本片。

2. 仪器　普通光学显微镜。

3. 其他　香柏油、洗液(乙醇:乙醚=3:7)、擦镜纸等。

四、实验操作

1. 低倍镜观察

（1）将低倍镜转到工作位置，调节光源至合适的亮度。一般在低倍镜下光源亮度不要调太亮，以视野亮度不刺眼为宜。

（2）下降载物台，将葡萄球菌标本片置于载物台上，用标本夹夹住，移动推进器使观察对象处在物镜的正下方。

（3）升高载物台至最高点，使物镜接近标本。用粗调节器慢慢下降载物台，使标本在视野中初步聚焦，再使用细调节器调节图像至清晰。

（4）通过玻片夹推进器慢慢移动玻片，认真观察标本各部位，找到合适的目的物，仔细观察并记录观察到的结果。

2. 高倍镜观察

（1）在低倍镜下找到合适的观察目标并将其移至视野中心后，轻轻转动物镜转换器将高倍镜移至工作位置。

（2）对聚光器光圈及视野亮度进行适当调节后微调细调节器使物像清晰。

（3）利用推进器移动标本仔细观察并记录所观察到的结果。

3. 油镜观察

（1）在高倍镜下找到要观察的样品区域后，用粗调节器将载物台降低，然后将油镜转到工作位置。

（2）在待观察的样品区域加滴香柏油，从侧面注视，用粗调节器将载物台小心升起，使油镜浸在油中并几乎与标本相接。

（3）将聚光器升至最高位置并开足光圈，若所用聚光器的数值孔径超过1.0，还应在聚光镜与载玻片之间加滴香柏油，保证其达到最大的效能。

（4）调节照明使视野的亮度合适，用粗调节器将载物台徐徐下降，直至视野中出现物像并用细调节器使其清晰对焦为止。

4. 仔细观察葡萄球菌形态。

5. 显微镜用毕后的处理

（1）下降载物台取下标本片。

（2）清洁显微镜：先用擦镜纸擦去油镜头上的香柏油，再用沾有洗液的擦镜纸，朝一个方向擦掉残留的香柏油，最后再用干净的擦镜纸擦掉残留的洗液。如果其他镜头也沾上了香柏油，重复上述步骤清洁镜头。

（3）清洁后，将物镜转成"八"字形，缓慢降低载物台至最低处。整理好电源线，套上防尘罩。轻轻将显微镜收入收纳柜中。

五、实验结果

观察油镜下葡萄球菌的形态，并画出视野图。

六、注意事项

1. 搬动显微镜时应一手握住镜臂,一手托住底座,使镜身保持直立,轻拿轻放。切忌单手拎提。

2. 因油镜的工作距离很短,所以操作时要特别谨慎,切忌发生边观察边调动载物台高低的错误操作。

实验思考

1. 使用油镜应注意哪些问题?

2. 当物镜由高倍镜转到油镜时,随着放大倍数的增加,视野的亮度是增强还是减弱? 应如何调节?

技能关键要点

1. 显微镜的观察步骤:低倍镜→高倍镜→油镜。

2. 显微镜拿放的关键:一手握镜臂,一手托底座,轻拿轻放。

（王　蔷）

实验二　细菌简单染色及革兰染色

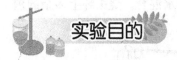

实验目的

1. 掌握细菌简单染色法及革兰染色方法,熟悉细菌菌落形态。
2. 熟练掌握普通台式显微镜的使用方法。

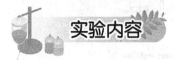

实验内容

一、实验原理

显微镜检方法简便、快速,细菌群体形态(菌落形态)和个体形态特征是进行菌种鉴别、及时发现杂菌污染的重要手段。细菌菌落一般呈现湿润、易挑取等特征,细菌个体微小而透明,因此,需要对菌体进行染色,借助染色后菌体颜色的反衬作用,可以清楚观察细菌的基本结构(细胞壁、细胞膜、细胞质、细胞核及内含物)及特殊结构(荚膜、鞭毛、菌毛、芽孢等)。根据细菌个体形态观察的不同要求,可将染色分为三种类型即简单染色、鉴别染色和特殊染色。本实验学习前两种染色方法。

1. 简单染色法原理　简单染色法仅用一种染料使菌体着色,是最基本的染色方法。通常采用一种碱性染料如亚甲蓝(美蓝)、碱性复红、结晶紫、孔雀绿、番红等进行染色。此法一般只能显示菌体形态,难以辨别其构造。

2. 革兰染色法原理　革兰染色法是细菌学中最常使用的重要鉴别染色法,其染色原理是利用细菌的细胞壁成分和结构的不同。革兰阳性菌的细胞壁厚、肽聚糖网层次多,交联致密,经脱色剂处理发生脱水作用,使网孔缩小,通透性降低,结晶紫与碘形成的大分子复合物保留在细胞壁内而不被脱色,结果使细胞呈现紫色。而革兰阴性菌细胞壁薄、肽聚糖层次少,网状结构交联度小,且外膜层中类脂含量较高,经脱色剂处理后,类脂被溶解,细胞壁孔径变大,通透性增加,结晶紫与碘的复合物被溶出细胞壁,因而细胞壁被脱色,经番红复染后细胞呈红色。

二、实验材料

1. 菌种　细菌18～24小时平板培养物。
2. 染液(配方见附录二)　吕氏亚甲蓝染液或石炭酸复红染液、草酸铵结晶紫染液、95%乙醇、革氏碘液、番红染液、香柏油和镜头洗液(乙醇:乙醚=3:7)。
3. 其他　普通光学显微镜、载玻片、接种环、酒精灯、胶头滴管、镊子、洗瓶、废液缸、擦镜纸和吸水纸等。

三、实验操作

1. 简单染色

(1) 涂片：取保存于乙醇溶液中的洁净载玻片，在酒精灯上烧去残留乙醇，冷却。在玻片中央滴加一小滴无菌水，用接种环在火焰旁从斜面上挑取少量菌体与水混合。烧去环上多余的菌体后，再用接种环将菌体涂布均匀，成一薄层。

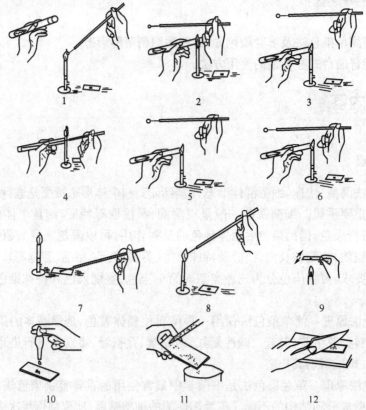

图 3-4　无菌操作制片示意图

　　1. 接种环火焰灼烧灭菌；2. 在火焰 3 cm 处拔出硅胶塞（或棉塞）；3. 斜面管口火焰灼烧灭菌；4. 挑取菌苔；

　　5. 从斜面试管中取出接种环，管口火焰灼烧再次灭菌；6. 在火焰 3 cm 处塞上硅胶塞（或棉塞）；7. 涂片；8. 再次火焰灼烧接种环灭菌；9. 固定；10. 染色；11. 水洗；12. 吸干。

(2) 干燥：涂布后，待其自然干燥。也可将涂布面朝上在酒精灯上距离较远处进行轻微加热使涂片干燥。

(3) 固定：将已干燥的涂布标本向上，在微火上通过 3~4 次进行固定。固定的作用为：①杀死细菌；②使菌体蛋白质凝固，菌体牢固黏附于载片上，染色时不被染液或水冲掉；③增加菌体对染液的结合力，使涂片易着色。

(4) 染色：在已制好的涂片菌膜处，滴加吕氏亚甲蓝染液染色 3~5 分钟，或齐氏石炭酸复红染液染色 1~2 分钟。

(5)水洗:斜置载片,倾去染液。用流水轻轻冲去染液,至流水变清。注意水流不得直接冲在涂菌处,以免将菌体冲掉。

(6)吸干:用吸水纸轻轻吸去载片上的水分,干燥后镜检。

2.革兰染色

(1)制片:取细菌制成涂片,干燥、固定。

(2)初染:用草酸铵结晶紫染液染色1分钟,水洗。

(3)媒染:滴加革兰氏碘液冲去残水,并用碘液覆盖1分钟,水洗。

(4)脱色:斜置载片于一烧杯上,滴加95%乙醇进行脱色,并轻轻摇动载片,至载片下流出乙醇液不呈现紫色时停止(0.5～1分钟),并立即用水冲净乙醇并用滤纸轻轻吸干。

(5)复染:番红染液复染2～3分钟,水洗并用吸水纸吸干。

3.镜检:用油镜观察简单染色、革兰染色后的细菌。

四、实验结果

1.革兰阳性菌被结晶紫着色后不易被乙醇脱色,故染成紫色;革兰阴性菌被结晶紫着色后易被乙醇脱色,故被复红染成红色。

2.将显微镜下所观察到的菌体用铅笔绘出,标注菌体细胞形态与染色结果,同时注明放大倍数。

实验思考

1.为什么必须用对数生长期的菌体进行革兰染色?

2.要得到正确的革兰染色结果,必须注意哪些操作?哪一步是关键步骤?为什么?

3.当你对未知菌进行革兰染色时,怎样保证操作正确,结果可靠?

技能关键要点

1.染色试剂的正确使用。

2.革兰染色中脱色时间的控制。

3.显微镜检操作正确(低倍至高倍、粗细调节、光圈及视野亮度调节、正确倍数下滴加油)。

4.显微镜的正确清洗、关闭。

5.染色结果要求:背景脱色完全、染色结果正确、涂片均匀、菌量合适、无杂菌。

(王 蔷)

拓展实验　细菌的荚膜染色

一、实验目的

学习细菌的荚膜染色法。

二、实验原理

荚膜与染料间的亲和力弱,不易着色,通常采用负染色法染荚膜,即设法使菌体和背景着色而荚膜不着色,从而使荚膜在菌体周围呈一透明圈。由于荚膜的含水量在 90% 以上,故染色时一般不加热固定,以免荚膜皱缩变形。

三、实验材料

1. 活材料　培养 3～5 天的胶质芽孢杆菌(*Bacillus mucilaginosus*,俗称"钾细菌")。该菌在甘露醇作碳源的培养基上生长时,荚膜丰厚。

2. 染色液和试剂　黑色素水溶液(配方见附录二)、复红染色液、用滤纸过滤后的绘图墨水、香柏油、二甲苯。

3. 器材　显微镜、载玻片、玻片搁架、擦镜纸等。

四、实验操作

介绍以下两种常用的染色方法,如用相差显微镜检查则效果更佳。

1. 负染色法

(1)制片:取洁净的载玻片一块,加蒸馏水一滴,取少量菌体放入水滴中混匀并涂布。

(2)干燥:将涂片放在空气中晾干或用电吹风冷风吹干。

(3)染色:在涂面上加复红染色液染色 2～3 分钟。

(4)水洗:用水洗去复红染液。

(5)干燥:将染色片放空气中晾干或用电吹风冷风吹干。

(6)涂黑色素:在染色涂面左边加一小滴黑色素,用一边缘光滑的载玻片轻轻接触黑色素,使黑色素沿玻片边缘散开,然后向右一拖,使黑色素在染色涂面上成为一薄层,并迅速风干。

(7)镜检:先低倍镜,再高倍镜观察。

结果:背影灰色,菌体红色,荚膜无色透明。

2. 湿墨水法

(1)制菌液:加 1 滴墨水于洁净的载玻片上,挑少量菌体与其充分混合均匀。

(2)加盖玻片:放一清洁盖玻片于混合液上,然后在盖玻片上放一张滤纸,向下轻压,吸去多余的菌液。

（3）镜检：先用低倍镜，再用高倍镜观察。

结果：背景灰色，菌体较暗，在其周围呈现一明亮的透明圈即为荚膜。

五、实验结果

绘出胶质芽孢杆菌的形态图，并注明各部位的名称。

六、注意事项

加盖玻片时不可有气泡，否则会影响观察。

（李军红）

拓展实验　细菌的芽孢染色

一、目的要求

学习芽孢染色的原理和方法。

二、实验原理

芽孢又叫内生孢子,是某些细菌生长到一定阶段在菌体内形成的休眠体,通常呈圆形或椭圆形。细菌能否形成芽孢以及芽孢的形状、位置,芽孢囊是否膨大等特征都是鉴定细菌的依据。由于芽孢壁厚、透性差、不易着色。当用结晶紫单染色时,菌体呈紫色,芽孢是无色透明。

芽孢染色法是根据细菌的芽孢和菌体对染料的亲和力不同的原理,用不同的染料进行染色,使芽孢和菌体呈不同的颜色而便于区别。芽孢壁厚,透性低,着色、脱色均较困难,当用弱碱性染料孔雀绿在加热的情况下进行染色时,此染料可以进入菌体及芽孢使其着色,进入菌体的染料可经水洗脱色,而进入芽孢的染料则难以透出。若再用番红复染,则菌体呈红色而芽孢呈绿色。

三、实验材料

1. 菌种　枯草芽孢杆菌、肉汁斜面培养 24 小时。
2. 染料　5％孔雀绿水溶液、0.5％番红水溶液。
3. 其他　显微镜、载玻片、接种环、香柏油、二甲苯等。

四、操作步骤

1. 制备菌悬液　加 1～2 滴水于小试管中,用接种环挑取 2～3 环菌苔于试管中,搅拌均匀,制成浓的菌悬液。
2. 染色　加 2～3 滴孔雀绿于小试管中,并使其与菌液混合均匀,然后将试管置于沸水浴的烧杯中,加热染色 15～20 分钟。
3. 涂片固定　用接种环取试管底部菌液数环于干净载玻片上,涂成薄膜,然后将涂片通过火焰 3 次温热固定。
4. 脱色　水洗,直至流出的水无绿色为止。
5. 复染　用番红染液染色 2～3 分钟,倾去染液并用滤纸吸干残液。
6. 镜检　干燥后用油镜观察,芽孢呈绿色,芽孢囊和营养孢为红色。

注意:所用菌种应掌握菌龄,以大部分细菌已形成芽孢为宜;取菌不宜太少。

五、实验结果

1. 首先用低倍镜,再用油镜检查制片,注意芽孢的颜色和菌体的颜色。
2. 绘制芽孢图,注意芽孢在菌体内位置、大小和形状并绘制游离芽孢形态图。

六、思考题

1. 为什么经孔雀绿染色后,水洗再复染红色染液只能染上菌体?
2. 用革兰染色能否看到芽孢,为什么?

（张文军）

实验三 放线菌的形态观察

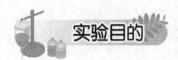

实验目的

1. 学习并掌握放线菌形态的基本观察方法。
2. 观察放线菌菌落特征。

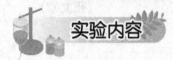

实验内容

一、实验原理

放线菌是指能形成分枝丝状体或菌丝体的一类革兰阳性细菌。常见放线菌大多能形成菌丝体,紧贴培养基表面或深入培养基内生长的叫基内菌丝(简称"基丝"),基丝生长到一定阶段还能向空气中生长出气生菌丝(简称"气丝"),并进一步分化产生孢子丝及孢子。有的放线菌只产生基丝而无气丝。

在显微镜下直接观察时,气丝在上层,基丝在下层,气丝色暗,基丝较透明。孢子丝依种类的不同,有直、波、曲、各种螺旋形或轮生。在油镜下观察,放线菌的孢子有球形、椭圆、杆状或柱状。能否产生菌丝体及由菌丝体分化产生的各种形态特征是放线菌分类鉴定的重要依据。本实验用水浸片法、印片法、插片法观察放线菌的形态。其中插片法可观察到放线菌自然生长状态下的特征,而且便于观察不同生长期的形态。

二、实验材料

1. 菌种　青色链霉菌(S. glaucus),弗氏链霉菌(S. fradiae)。
2. 培养基(配方见附录一)　高氏一号培养基。
3. 仪器或其他用具　显微镜、平皿、玻璃纸、盖玻片、0.1%亚甲蓝染液(见附录二)、玻璃涂棒、载玻片、接种环、接种铲、镊子、酒精灯。

三、实验操作

1. 放线菌菌落形态观察　观察放线菌菌落的形状、大小、颜色、边缘、色素分泌等,并用接种针挑取菌落,注意菌丝在培养基上着生的紧密情况,区别基内菌丝、气生菌丝、孢子丝的着生部位。
2. 水浸片法　取洁净载玻片,滴加生理盐水一滴,用接种针挑取经过适温培养 4～5 天的放线菌菌落少许,置于载玻片的生理盐水水滴内。取一块洁净盖玻片,先将盖玻片一端与液滴接触,然后将整个玻片放下,避免产生气泡,置于显微镜下,先用低倍镜再用高倍镜观察。

3. 印片法 取一块洁净盖玻片,在链霉菌划线培养的平板菌落表面按压一下,使部分菌丝及孢子黏附于盖片上,注意将载玻片垂直放下和取出,以防载玻片水平移动而破坏放线菌的自然形态。在载片上加一滴 0.1%亚甲蓝染色,将盖片带有孢子的面向下,盖在染液上,吸水纸吸去多余的染液,置于显微镜下,先用低倍镜再用高倍镜观察。

4. 插片法 取融化并冷至大约 50 ℃的高氏一号琼脂约 20 ml 到平板,凝固待用。用接种环无菌操作分别由青色链霉菌(或弗氏链霉菌)菌种斜面培养物挑取适量菌在琼脂平板上划线。以无菌操作用镊子将灭菌的盖玻片以大约 45°插入琼脂内(插在接种线上),每个琼脂平板插两到三片。将插片平板倒置,于 28 ℃培养 3~5 天。用镊子小心拔出盖玻片,擦去背面培养物,然后将有菌的一面朝上放在载玻片上,直接镜检,必要时可用油镜观察。

四、实验结果

1. 描述放线菌菌落特征。
2. 绘制放线菌的个体形态图,注明各部位名称。

五、注意事项

1. 倒平板要厚一些,接种时划线要密。
2. 插片时要有一定角度并与划线垂直。
3. 不同观察方法中严格按要求进行,注意菌体的上下位置。
4. 如果用 0.1%亚甲蓝对培养后的盖玻片进行染色后观察,效果会更好。

实验思考

1. 镜检时如何区分放线菌基内菌丝、气生菌丝及孢子丝?
2. 试比较几种观察放线菌方法的优缺点。

技能关键要点

1. 无菌操作,勿染菌。
2. 插片角度、方向。
3. 显微镜检操作正确。
4. 制片结果要求:菌量合适,菌丝分布均匀,菌丝体自然形态清晰,无杂菌。

(蔡晶晶)

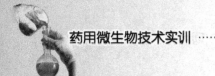

实验四 霉菌的形态观察

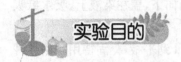

1. 掌握霉菌形态观察的方法。
2. 熟悉根霉、青霉、毛霉、曲霉的形态构造。

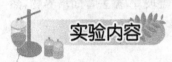

一、实验原理

霉菌是由许多交织在一起的菌丝体构成,在潮湿条件下生长繁殖,长出丝状、绒毛状或蜘蛛网状的菌丝体,并在形态及功能上分化成各种特化结构。菌丝在显微镜下观察呈管状,分为有隔菌丝(如青霉、曲霉)和无隔菌丝(如毛霉、根霉),按照其功能则可分为基内菌丝、气生菌丝和繁殖菌丝(孢子丝)。菌丝直径比一般细菌和放线菌菌丝大几倍到十几倍。

霉菌菌丝体经制片后可用低倍或高倍镜观察。在观察时要注意菌丝直径、菌丝有无隔膜、各种菌丝特化形式、孢子形态及着生方式。

二、实验材料

1. 菌种 毛霉、青霉、根霉、曲霉菌。
2. 培养基 豆芽汁葡萄糖培养基。
3. 染液 乳酸石炭酸棉蓝染液(配方见附录二)。
4. 其他 普通光学显微镜、载玻片、盖玻片、接种环、镊子、酒精灯、无菌水、吸水纸、擦镜纸、透明胶带。

三、实验操作

1. 水浸片法观察 于洁净的载片中央,滴加一小滴乳酸石炭酸溶液,然后用接种针从菌落边缘挑取少许带有孢子的菌丝体置于其中,使其摊开,再细心地把菌丝挑散开,轻轻盖上盖片,注意勿出现气泡,置于低倍镜、高倍镜下观察。

2. 粘片法观察 取一滴乳酸石炭酸溶液置于载玻片中央,取一段透明胶带,打开霉菌平板培养物,粘取菌体,粘面朝下,放在染液上,镜检。

四、实验结果

使用水浸片法和粘片法可以直接在显微镜下观察到霉菌的菌丝和孢子。将显微镜下所观察到的各种霉菌的形态结构描绘出来,并注明名称;列表比较各种霉菌在形态结构上的异同。

五、注意事项

1. 取菌时,毛霉与根霉用解剖针挑取少量菌丝即可;青霉、黑曲霉一般与培养基结合紧密,不易挑取,可连培养基一起挑取,再在染液中分离菌丝。

2. 盖盖玻片时,勿产生气泡,且不要移动盖玻片。

3. 镜检时先用低倍镜,必要时转换高倍镜并记录观察结果。

实验思考

1. 霉菌的无性繁殖和有性繁殖的孢子各有几种?

2. 如何区别曲霉、青霉、根霉的培养物?

技能关键要点

1. 显微镜检操作正确。

2. 结果要求:菌量合适,菌丝分布均匀,菌体与孢子形态清晰、结构典型。

(李光伟)

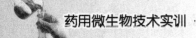

项目四　微生物群体测定技术

实验一　细菌生长的测定

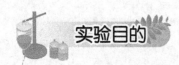

实验目的

1. 学习掌握光电比浊计计数法的操作方法。
2. 学习细菌生长曲线的测定方法。

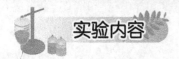

实验内容

一、概述

微生物生长过程的研究,需要做定量测定,否则就没有量的概念。我们通常是测定微生物群体生长的量,而不是只测一个细胞的生长。目前测定微生物生长量的方法有很多,主要分为两大类:一类是微生物细胞数目的测定,如平板菌落计数法、血球计数板计数法、活菌计数法和膜过滤法等;一类是微生物细胞物质量的测定,如比浊法和干重法、堆体积法、碳氮含量法等。可以根据工作的需要以及被测微生物的生理特点来选择不同的测定方法。

二、实验原理

本试验采用比浊法和平板菌落计数法测定细菌的生长并得到细菌的生长曲线。比浊法是依据在一定范围内,菌悬液中的细胞浓度与混浊度成正比,即与光密度成正比来测定菌细胞群体数量,这种方法的特点是快速、简便,但易受干扰。

三、实验材料

1. **菌种**　细菌 0 小时、4 小时、8 小时、12 小时、16 小时、20 小时培养物。
2. **设备**　恒温摇床、恒温培养箱,可见分光光度计,高压蒸汽灭菌锅。
3. **培养基**(配方见附录一)　牛肉膏蛋白胨培养基。

4. 其他　无菌水,无菌培养皿,无菌移液管,涂布棒,酒精灯等。

四、实验操作

1. 利用分光光度计测定细菌数量

(1) 把比色计分光光度计的波长调整到 600 nm,开机预热 15 分钟。

(2) 在比色杯中盛未接种的培养液进行零点调整。

(3) 将培养 0 小时、4 小时、8 小时、12 小时、16 小时、20 小时的细菌菌液分别倒入相同类型的比色杯中,测定其 O.D. 值。若菌液浓度大,可适当进行稀释,使 O.D. 值的读数在 0.1~0.65 之间。

(4) 测定后把比色杯中的菌液倾入容器中,用水冲洗比色杯,冲洗水也收集于容器中进行灭菌。最后用 75% 乙醇冲洗比色杯。

2. 利用稀释涂平板法测定细菌数量(方法参考项目二、实验二)。

3. 细菌生长曲线的绘制　以培养时间为横坐标,菌液 O.D. 值(和细菌数量)为纵坐标,绘制细菌生长曲线。

五、实验结果

根据比浊法和平板菌落计数法测定细菌数量后可以得到细菌的生长曲线。

六、注意事项

1. 菌液倒入比色皿前务必摇匀。

2. 用比浊法测量时,样品颜色不宜太深,样品中不应含有杂质,否则不能使用。

3. 测得结果既包括活菌又包括死菌。

实验思考

细菌生长曲线分为几个时期,各有何特点?

技能关键要点

1. 菌液 O.D. 值测量(样品充分摇匀、适当倍数稀释、分光光度计的正确使用)。

2. 正确绘制生长曲线。

(张文军)

实验二　干重比色法测链霉菌的生长量

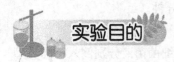

实验目的

1. 了解干重比色法测微生物生长量的原理。
2. 掌握干重比色法测微生物生长量的方法。
3. 熟悉分光光度计的操作方法。

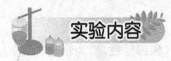

实验内容

一、实验原理

干重比色法是测定微生物生长量的方法之一,它是将测量微生物干重和比浊法两者相结合的方法,尤其是测定微量菌体或菌丝状菌体时,该方法具有简便、迅速,不需要特殊仪器、设备等优点。

干重比色法是在浓硫酸介质中用重铬酸钾作为氧化剂,把菌体的有机碳氧化成二氧化碳和水,而重铬酸钾本身被还原。其反应式如下:

$$C_6H_{12}O_6 + 4K_2Cr_2O_7 + 16H_2SO_4 \longrightarrow 4Cr_2(SO_4)_3 + 4K_2SO_4 + 22H_2O + 6CO_2$$

在反应过程中,五价铬(呈橙色)被还原成三价铬(呈绿色),有机碳含量越高,五价铬被还原成三价铬越多。通过比浊法测定氧化后铬的变化,便可测出样品中有机碳的量(即菌体量)。

干重比色法是通过称取不同干重的菌体,加入一定量的重铬酸钾溶液,经加热氧化后,用分光光度计分别测出对应的 O. D. 值。然后以菌体干重为横坐标,以 O. D. 值为纵坐标作一标准曲线。将未知样品经适当稀释,加入重铬酸钾氧化后,根据测得的 O. D. 值可直接从标准曲线中查出所含菌体重量,再乘以稀释倍数,就可知原样品中的菌体数量。

二、实验材料

1. 菌种　链霉菌。
2. 培养基　高氏一号培养基。
3. 设备　紫外可见分光光度计、电子天平。
4. 试剂(见附录三)　0.2 mol/L pH7 磷酸盐缓冲液、2%重铬酸钾溶液。
5. 其他　无菌培养皿、无菌刻度移液管(10 ml)、离心管(50 ml)、无菌漏斗、无菌试管、无菌移液管、无菌水、接种针、酒精灯、烧杯等。

三、实验操作

1. 用高氏一号培养基常规培养链霉菌 3～7 天,得到大量扩繁后的菌丝体。

2. 制备菌液　先用无菌刻度移液管吸取 20 ml 磷酸盐缓冲液于培养皿中,用接种针轻轻地按一个方向滑动菌丝体,使培养基表面的菌体溶于磷酸盐缓冲液。然后晃动培养皿,将菌悬液通过漏斗倒入离心管中。另用 10 ml 磷酸盐缓冲液把板上残留的菌冲洗一下,再倒入离心管。最后配平离心管中的液体量。

3. 离心制备湿菌　以 3 500 r/min 转速离心 10 分钟,弃去上清液,防止菌液外流,再加磷酸盐缓冲液冲洗两次,尽量摇匀离心管,离心两次,弃去上清液,以除去残留在培养液中的有机物。

4. 烘干并称重　将离心管放在 105 ℃烘箱中,烘至恒重(为迅速烘干,将离心管的管盖用透气的封口膜替代)。

烘干后,将菌体放在洁净的滤纸上压碎成粉末,分别称 0.4、0.8、1.2、1.6、2.0 mg 菌体,分装于无菌试管中,每个处理三次重复,加对照空试管 3 个,共 18 个试管。

5. 加试剂　先加 1 ml 无菌水于不同的干重菌体的试管中,将菌块打散,制成均匀菌液后,再按表中顺序加入其他试剂。

表 4-1　加试剂顺序和剂量

干菌体量/mg	0	0.4	0.8	1.2	1.6	2.0
加蒸馏水/ml	1	1	1	1	1	1
重铬酸钾溶液/ml	2	2	2	2	2	2
加　　热	将各试管放水浴中煮沸 30 分钟					
加蒸馏水稀释/ml	2	2	2	2	2	2

6. 测 O.D. 值(待试管冷却后进行)

(1) 打开分光光度计电源,把波长调整到 620 nm,开机预热 20 分钟。

(2) 将空白对照溶液装入比色杯中进行零点调整。

(3) 将不同干重菌体制成的待测溶液分别倒入相同类型的比色杯中,测定其 O.D. 值。

(4) 测定后把比色杯中的待测溶液倾入烧杯中,用水冲洗比色杯,冲洗液也收集于烧杯中进行灭菌。最后用 70%乙醇冲洗比色杯。

四、实验结果

1. 将测定结果填入下表中。

		干菌体重量/mg					
		0	0.4	0.8	1.2	1.6	2.0
OD值	1						
	2						
	3						
平均值							

2. 标准曲线的绘制　根据 O. D. 值绘制标准曲线。

五、注意事项

1. 为使氧化条件相同,称取菌体量要准确,煮沸时间要一致。

2. 测试液要避免铁和氯离子存在,防止它们使五价铬还原为三价铬,从而影响测试的准确性。

3. 离心时对称管务必配平。

 实验思考

1. 用重铬酸钾测菌体生长量的原理是什么?

2. 影响干重比色法测菌体生长量的因素有哪些?

 技能关键要点

1. 严格无菌操作。

2. 接种针拨动菌体动作要轻,避免划破培养基。

3. 加完试剂后要充分摇匀,再测定 O. D. 值。

4. 紫外可见分光光度计的正确使用。

5. 离心机的正确使用。

（王　蔷）

实验三 酵母菌的体积测定与血球计数板直接计数

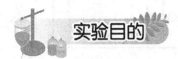

实验目的

1. 了解酵母菌大小测定方法。
2. 了解血球计数板的构造、计数原理和计数方法。
3. 掌握显微镜下测定酵母菌大小及直接计数的技能。

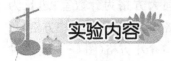

实验内容

一、实验原理

1. 酵母菌细胞的个体形态、繁殖方式及菌落特征 酵母菌个体直径比细菌大几倍到十几倍,在平板培养基上大多形成较大而厚、湿润的菌落。酵母菌无性繁殖主要是芽殖,仅裂殖酵母属为裂殖;有性繁殖主要通过接合形成子囊及子囊孢子的形式进行。常用亚甲蓝染色制成水浸片来观察生活的酵母形态和出芽生殖方式。

2. 利用测微技术测量微生物细胞大小的原理 微生物的细胞大小可使用测微尺测量。测微尺分为目镜测微尺和镜台测微尺两部分(图4-1)。目镜测微尺是一块可放入目镜内的圆形小玻片,镜台测微尺是中央部分刻有精确等分线的载玻片。镜台测微尺并不直接用来测量细胞的大小,而是用于校正目镜测微尺每格的相对长度(图4-2)。目镜测微尺每小格大小是随显微镜的不同放大倍数而改变的,在测定时先用镜台测微尺标定,求出在某一放大倍数时目镜测微尺每小格代表的长度,然后用标定好的目镜测微尺测量菌体大小(图4-3)。

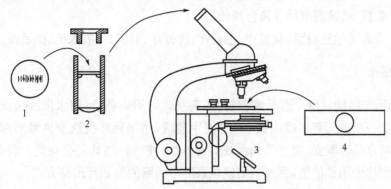

图4-1 目镜测微尺和镜台测微尺及装置法

1. 目镜测微尺;2. 目镜;3. 显微镜;4. 镜台测微尺

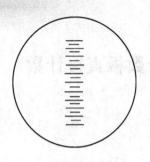

图4-2　镜台测微尺中央部分

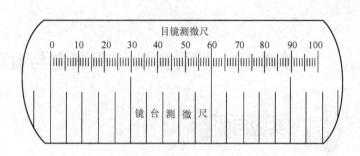

图4-3　用镜台测微尺校正目镜测微尺

3. 血球计数板计数原理　血球计数板(图4-4)是一块特制的载玻片,有四条竖槽和一条横槽。横槽两边的平台上各有一个有九个大方格的方格网,中间大方格为计数室:边长为1 mm,深为0.1 mm,容积为0.1 mm³(10⁻⁴ml)。计数室有两种规格:一是分为16个中方格,每中方格中有25个小方格;另一种是分为25个中方格,每中方格有16个小方格(图4-5)。两种都共有400个小方格。

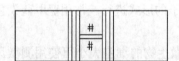

图4-4　血球计数板正面结构图

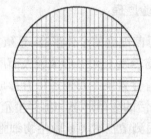

图4-5　计数室放大图10×10

二、实验材料

1. 菌种　酵母菌种48小时液体培养物。
2. 染色液　0.1%亚甲蓝染色液(配方见附录二)。
3. 血球计数板、目镜测微尺和镜台测微尺。
4. 其他　普通光学显微镜、载玻片、盖玻片、接种环、酒精灯、吸水纸、擦镜纸、胶头滴管等。

三、实验操作

1. 酵母菌形态结构观察　酵母细胞较大,观察时可不染色,可用水浸片法观察,即在洁净载玻片中央滴加一小滴无菌水或滴加0.1%亚甲蓝液,用接种环挑取少许酿酒酵母,并注意酵母菌与培养基结合是否紧密,置于无菌水或美蓝液中,使菌体与其混合均匀。将盖片斜置轻轻盖在液滴上。制片先用低倍镜,再换高倍镜观察酵母细胞的形状及出芽方式。

2. 利用测微尺测量酵母细胞的大小

(1) 装目镜测微尺:取出目镜,把目镜上的透镜旋下,将目镜测微尺刻度向下放在目镜镜筒内的隔板上,然后旋紧目镜透镜,再将目镜插入镜筒内。

(2) 观察镜台测微尺:用低倍镜观察到镜台测微尺的刻度。

(3) 校正目镜测微尺:换用高倍镜测量,先用镜台测微尺标定。计算出目镜测微尺每格的长度。移动镜台测微尺和转动目镜测微尺,使两者的刻度平行,并使两尺的第一条线重合。向右寻找另外相重的直线,记录两重合刻度间目镜测微尺和镜台测微尺的格数,由下列公式算出目镜测微尺每格长度。由于镜台测微尺每格长度为 10 μm,从镜台测微尺格数,求目镜测微尺每格长度。

$$目镜测微尺每格长度(\mu m) = \frac{两重合刻度间镜台测微尺格数 \times 10}{两重合刻度间目镜测微尺格数}$$

例如:目镜测微尺的 5 格等于镜台测微尺 2 格(即 20 μm),则目镜测微尺:

$$1 \text{格} = 2 \times 10 \ \mu m \div 5 = 4 \ \mu m$$

(4) 酵母细胞直径(宽度)的测定:取下镜台测微尺,换上酿酒酵母制片,在高倍镜下测量 10~20 个酵母细胞的直径。

3. 血球计数板直接计数法测定酵母菌的数量

(1) 取清洁的血球计数板,将洁净的专用盖片置两条嵴上。

(2) 将酵母菌液进行稀释,以每小格有 3~5 个酵母菌为宜。

(3) 摇匀稀释的酵母菌液,用无菌滴管吸取少许菌液,从盖片的边缘滴一小滴(不宜过多),使菌液自行渗入平台的计数室。加菌液时注意不得使计数室内有气泡,两个平台上都滴加菌液后,静置约 5 分钟。在低倍镜下找到方格网后,转换高倍镜进行观察和计数。

(4) 计数

计数方法:不同规格的计数板的计数方法略有差异。16×25 规格的计数板,需要按对角线方位,计算左上、左下、右上和右下 4 个大格(共 100 小格)的酵母菌数。若是 25×16 规格的计数板,除统计上述 4 个大格外,还须统计中央一大格(共 80 小格)的酵母菌数。酵母菌的芽体达到母体细胞大小的一半者,即可作为两个菌体计数。位于两个大格间线上的酵母菌,只统计此格的上侧和右侧线上的菌体数。

每个样品重复计数 2~3 次(每次数值不应相差过大,否则重新操作),取其平均值。

按下述公式计算出每毫升菌液所含的酵母菌细胞数:

1) 16×25 规格的计数板

$$酵母菌细胞数/ml = \frac{100 \text{个小格内酵母细胞数}}{100} \times 400 \times 10 \ 000 \times 菌液稀释倍数$$

2) 25×16 规格的计数板

$$酵母菌细胞数/ml = \frac{80 \text{个小格内酵母细胞数}}{80} \times 400 \times 10 \ 000 \times 菌液稀释倍数$$

四、实验结果

1. 酵母菌的个体比细菌大,高倍镜下即可看清楚。酵母菌呈圆形、卵圆形或腊肠形,有时可见芽殖情况。

2. 计算每毫升菌液中含有的酵母菌细胞数目。

 实验思考

1. 在同一平板培养基上若同时有细菌及酵母菌两种菌落,如何识别?

2. 根据你的体会,说明用血细胞计数板计数的误差主要来自哪些方面? 应如何尽量减少误差,力求准确?

3. 用血细胞计数板计数的结果是活菌体还是死、活菌体的总和?

4. 为什么随着显微镜放大倍数的改变,目镜测微尺每小格代表的实际长度也会改变?

 技能关键要点

1. 熟悉血球计数板结构。

2. 专用盖片覆盖位置正确。

3. 酵母菌液合适倍数稀释;加菌液量正确。

4. 能熟练在显微镜下找到计数区域,并能正确计数。

5. 每毫升菌液中酵母菌细胞数的正确计算。

(李军红)

项目五 菌种选育及保藏

实验一 微生物的诱变育种

实验目的

1. 学习菌种的物理因素诱变育种基本技术。
2. 通过诱变技术筛选出高产蛋白酶菌株。

实验内容

一、概述

诱变育种是微生物工业生产上常用的育种方法。诱变育种是人工利用物理、化学或生物诱变剂,促使微生物发生突变,再通过筛选,获得有益于生产的正向变异菌株。诱变因素有物理诱变剂,如常用的紫外线、X 射线、γ 射线,以及化学诱变剂,如亚硝酸盐、烷化剂、碱基类似物、抗生素等化学药物。根据工作的需要及菌种的特点可选择不同的诱变方法,所用诱变剂种类及剂量的选择可视具体情况决定,有时还可采用复合处理,可获得更好的结果。

二、实验原理

本实验学习用紫外线照射的诱变方法。紫外线是一种常用有效的物理诱变因素,它能引起DNA 双链之间或同一条链上两个相邻的胸腺嘧啶形成二聚体,导致基因突变,从而引起微生物的突变或死亡。经紫外线损伤的 DNA,能被可见光复活。

紫外线诱变,一般采用 15 W 或 30 W 紫外线灯,照射距离为 20~30 cm,照射时间依菌种而异,死亡率控制在 50%~80% 为宜。被照射处理的细胞,必须呈均匀分散的单细胞悬浮液状态,以利于均匀接触诱变剂,并可减少不纯种的出现。同时,对于细菌细胞的生理状态则要求培养至对数期为最好。

三、实验材料

1. 菌种　米曲霉斜面菌种（*Aspergills oryzae*）。
2. 培养基（见附录一）　豆饼斜面培养基、酪素培养基等。
3. 试剂　0.1 mol/L pH 6.0磷酸盐缓冲液（见附录三）、蒸馏水。
4. 其他　锥形瓶（300 ml、500 ml）、试管、培养皿（9 cm）、恒温摇床、恒温培养箱、装有15 W或30 W紫外灯的超净工作台、磁力搅拌器、脱脂棉、无菌漏斗、玻璃珠、移液管（1、5、10 ml）、涂布器、酒精灯。

四、实验操作

1. 出发菌株的选择及菌悬液制备
（1）出发菌株的选择：选用高产蛋白酶的米曲霉菌株。
（2）菌悬液制备：取出发菌株转接至豆饼斜面培养基中，30 ℃培养3～5天活化。然后孢子洗至装有1 ml 0.1 mol/L pH6.0的无菌磷酸缓冲液的锥形瓶中，锥形瓶内装玻璃珠，装量以大致铺满瓶底为宜，30 ℃振荡30分钟，用垫有脱脂棉的灭菌漏斗过滤，制成孢子悬液，调其浓度为 10^6～10^8 个/ml，备用。

2. 诱变处理
（1）紫外线处理：取5 ml菌悬液倾于无菌培养皿中（内放一个磁力搅拌棒），同时制作5份。将平皿置电磁力搅拌器上于超净工作台紫外灯下（距离30 cm）照射1分钟后打开皿盖。即时计算时间，照射时间分别为15秒、30秒、1分钟、2分钟、5分钟。照射后，诱变菌液在黑暗冷冻中保存1～2小时，然后在红灯下稀释涂菌进行初筛。
（2）稀释菌悬液：10倍梯度稀释至 10^{-6}，从 10^{-5} 和 10^{-6} 中各取出0.1 ml加入到酪素培养基平板中（每种稀释度制备3个平板），用涂布器涂匀。置30 ℃暗箱培养2～3天。

3. 优良菌株的筛选
（1）初筛：首先观察在菌落周围出现的透明圈大小，并测量其透明圈直径（C）与菌落直径（H）之比，挑选C/H值较大且菌落直径也较大的菌株40～50株，作为复筛菌株。
（2）平板复筛：分别倒酪素培养基平板，皿底划线分区，依次点种数株初筛菌株，并点种一株原始菌株作为对照。培养48小时后即可见生长，若出现明显的透明圈，即可按初筛方法检测，获得数株二次优良菌株，挑选C/H值最大者接入斜面保藏。后继可进行摇瓶发酵培养，测定其产酶能力。

五、实验结果

叙述高产蛋白酶菌株的筛选过程和结果。

六、注意事项

1. 紫外线照射时注意保护眼睛和皮肤，操作时要戴防护眼镜，操作尽量控制在防护罩内。

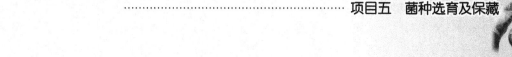

2.诱变过程及诱变后的稀释操作均在红灯下进行,并在黑暗中培养。

实验思考

1. 试述紫外线诱变的作用机制及其在具体操作中应注意的问题。
2. 为什么在诱变前要把菌悬液打散和培养一段时间?

技能关键要点

1. 全程无菌操作。
2. 诱变处理的菌液须严防光复活产生回复。

（李光伟）

实验二　营养缺陷型菌株的筛选

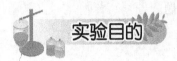

实验目的

1. 了解营养缺陷性突变菌株的筛选原理。
2. 学习并掌握营养缺陷性细菌的诱变，筛选与鉴定方法。

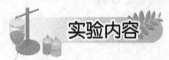

实验内容

一、概述

营养缺陷型菌株在研究和生产实践中应用很广泛，它可以作为菌种杂交、重组育种和利用基因工程进行育种时所不可缺少的带有特定基因标记的亲本菌株；也可作为氨基酸、维生素、碱基等物质生物测定的实验菌种，在生产中，可直接用作发酵生产核苷酸、氨基酸等代谢产物的生产菌株。

二、实验原理

营养缺陷型是通过诱变处理获得的营养上表现缺陷的菌株，丧失合成某一物质（如氨基酸、维生素、核苷酸等）的能力，因而他们在基本培养基上不能生长，必须补充某些物质才能生长。筛选营养缺陷型菌株包括以下几个步骤：诱变处理、淘汰野生型、检出缺陷型、鉴定缺陷型。

本实验用紫外线来诱发突变，并用青霉素法来淘汰野生型，最后经生长谱法鉴定细菌的营养缺陷型。

三、实验材料

1. 菌种　大肠埃希菌（*Escherichiacoli*）K$_{12}$菌株。
2. 培养基（配方见附录一）　LB 液体培养基、2 倍 LB 液体培养基、LB 固体培养基、基本固体培养基、无 N 基本液体培养基、2N 基本液体培养基。
3. 混合氨基酸和混合维生素　氨基酸分七组，其中 6 组每组 6 种氨基酸（含碱基），每种氨基酸等量研细充分混合。

1	赖	精	甲硫	半胱	嘌	胱
2	组	精	苏	谷	天冬	嘧
3	丙	甲硫	苏	羟脯	甘	丝
4	亮	半胱	谷	羟脯	异亮	缬
5	苯丙	胱	天冬	甘	异亮	酪
6	色	嘌呤	嘧啶	丝	缬	酪
7	脯					
8	混合维生素(B_1、B_2、B_6、泛酸、对氨基苯甲酸、烟碱酸及生物素等量研细,充分混合)					

4. **试剂**　生理盐水(0.85%NaCl 水溶液)、青霉素钠。

5. **器材**　恒温摇床、恒温培养箱、超净工作台、涡旋振荡器、电子天平、台式离心机、酒精灯、微量移液器(200 μl、1 000 μl)、10 ml 移液管、吸耳球、锥形瓶、试管、培养皿(直径 7 cm、9 cm)、接种环、牛皮纸、棉塞、黑布、小烧杯、牙签、记号笔、圆形纸片、药匙等。

四、实验操作要点

1. **菌悬液制备**　将大肠杆菌 K_{12} 接种于装有 10 ml LB 的培养液中,37 ℃过夜培养。振荡菌液,取 0.3 ml 接于 10 ml LB 培养液中,37 ℃摇床上培养 5 小时。取适量菌液分装于 2 个 5 ml的离心管中,8 000 r/min 离心 2 分钟;弃上清各加 2 ml 的生理盐水,打匀,混合,制成 4 ml 菌悬液。

2. **诱变处理**　3 ml 菌悬液倒入培养皿(7 cm)内,将培养皿置电磁力搅拌器上放置于紫外灯下,连同盖一起灭菌 1 分钟,然后打开皿盖照射 2 分钟。再加入 3 ml 的 2 倍 LB 培养基,37 ℃暗箱培养 12 小时以上(防止光复活)。

3. **青霉素法淘汰野生型**　取诱变处理后的菌液 3 ml,8 000 r/min 离心 3 分钟收集菌体。加 4 ml 生理盐水离心洗涤三次,加生理盐水到原体积。取 0.1 ml 经离心洗涤的菌液加到 5 ml 无 N 基本培养基内,37 ℃培养 12 小时以上。然后加 2 N 基本培养基 5ml 和适量的青霉素钠盐(使菌液中的青霉素终浓度为 20 μg/ml),37 ℃振荡培养。

4. **缺陷性的检出与培养**　从培养 12、16、24 小时的菌液中分别取 0.1 ml 菌液倒在两个灭菌培养皿中,再分别倒入经融化并冷却到 40~50 ℃的基本及完全培养基,摇匀待凝,37 ℃培养 36~48 小时。选取完全培养基上的菌落数大大超过基本培养基的一组,用灭菌牙签挑取完全培养基上长出的菌落 100~200 个,分别点种在已做好对应标记的基本培养基与完全培养基平板上,先接种基本培养基,后接种完全培养基。也可采用影印接种法,37 ℃过夜培养。

5. **复证**　挑取 LB 培养基上有而基本培养基上没有的菌落,在基本培养基上划线复证,并在完全培养基上保留备份,37 ℃过夜培养。24 小时后仍不长的为缺陷型。

6. **生长谱鉴定**　待测缺陷型接于 10 ml LB 中,37 ℃培养 12~16 小时。8 000 r/min 离心

3 分钟收集菌体,加入生理盐水离心洗涤 3 次,制成 4 ml 菌悬液。取悬液 1 ml 混入基本培养基,倾注制成平板,皿底划线分区,依次放入预先配好的氨基酸及维生素,有一区作为对照不接入任何的营养物质,37 ℃过夜培养。

五、实验结果

1. 叙述营养缺陷型突变株的筛选过程和结果。
2. 观察培养结果,根据生长情况以及组合分析,确定是何种缺陷型。

六、注意事项

1. 营养缺陷型检出点种时,要先点基本培养基后点完全培养基,防止将完全培养基带入到基本培养基平板内引起全部生长的现象,另外在基本培养基上的点接量一定要少,以防细胞过多及细胞老化而导致自溶,从而引起缺陷型突变体也可以在基本培养基上生长的现象。

2. 营养缺陷型检出时,平板的标记非常重要,应注意标号的对应不要弄错。

3. 逐个测定法进行营养缺陷型的检出,在菌落多时较繁琐,但是便于单个菌落的个别分离,且较影印接种法更易于无菌操作。

4. 生长谱鉴定时取菌液与培养基混合时,需严格控制培养基温度,温度过高易烫死加入的细菌,过低易造成培养基快速凝固而导致细菌不能分散均匀。

5. 生长谱鉴定时加入培养基的氨基酸及维生素量要很少,否则会抑制菌的生长。

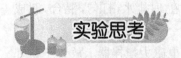

实验思考

营养缺陷型突变株的筛选主要包括哪些环节?

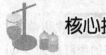

核心技能要点

1. 全程无菌操作。
2. 营养缺陷型检出的正确标记及点种。
3. 依据生长谱鉴定结果对营养缺陷型种类做出正确判断。

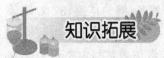

知识拓展

若为真菌、放线菌营养缺陷型菌株的筛选,则可选择菌丝过滤法来淘汰野生型。真菌和放线菌等丝状菌的野生型孢子在基本培养基中能萌发成菌丝,而营养缺陷型的孢子不能萌发。可把诱变处理后的孢子移入到基本培养液中,振荡培养约 10 小时至野生型孢子萌发的菌丝刚刚肉眼可见,用灭菌的脱脂棉、滤纸或玻璃漏斗除去菌丝,继续培养,每隔 3～4 小时过滤一次,重复 3～4 次,最大限度的除去野生型细胞,然后稀释、平板涂布法分离。

（蔡晶晶）

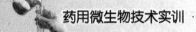

实验三 菌种的保存及复苏

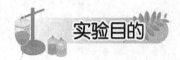

实验目的

1. 熟悉菌种保藏的原理与方法。
2. 学习菌种复苏的方法。

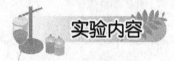

实验内容

一、实验原理

菌种衰退的基本原因是变异,变异是不可避免的,而减缓变异速度是可能的。变异速度与菌种所处的环境有密切的关系,不良环境能促进变异,频繁或过多传代也是造成变异的重要原因。为菌种创造良好条件,减缓菌种衰退,这就是菌种保藏与复苏工作,它是一项重要的微生物学基础工作。

菌种保藏的方法很多,但原理大同小异。首先要挑选优良纯种,利用微生物的孢子、芽孢及营养体;其次,根据其生理、生化性,人为创造低温、干燥或缺氧等条件,抑制微生物的代谢作用,使其生命活动降低到极低的程度或处于休眠状态,从而延长菌种生命以及使菌种保持原有的性状,防止变异。不管采用哪种保藏方法,在菌种保存过程中要求不死亡、不污染杂菌和不退化。

二、实验材料

1. 菌种 待保藏菌种。

2. 培养基斜面 牛肉膏蛋白胨培养基斜面和液体培养基、虎红培养基斜面和液体培养基。

3. 试剂 10%稀盐酸、0.05%的亚甲基蓝水溶液。

4. 其他 高压蒸汽灭菌锅、冰箱、真空干燥器、真空泵、接种环、酒精灯、40 目筛、100 目筛、液体石蜡和甘油、沙土、安瓿瓶、液氮、试管。

三、实验操作

1. 菌种保存

(1)常规转接斜面低温保藏法:将需要保藏的菌种接种在适宜的斜面培养基上,适温培养,当菌丝健壮地长满斜面时取出,放在 3～5 ℃低温干燥处或 4 ℃冰箱、冰柜中保藏,每隔 4～6 个月时间移植转管一次,具体应根据菌种特性决定。

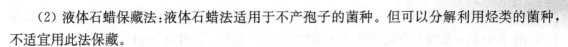

（2）液体石蜡保藏法：液体石蜡法适用于不产孢子的菌种。但可以分解利用烃类的菌种，不适宜用此法保藏。

实验步骤：

1）取化学纯液体石蜡（要求不含水分、不霉变）装于锥形瓶中加棉塞并包纸，在 1 kg/cm² 压力下灭菌 1 小时，再放入 40 ℃恒温箱中数天，以蒸发其中水分，至液体石蜡完全透明为止。

2）将处理好的液体石蜡移接在空白斜面上，28～30 ℃下培养 2～3 天，证明无杂菌生长方可使用。

3）用无菌操作的方法把液体石蜡注入待保藏的斜面试管中。注入量以高出培养基斜面 1～1.5 cm，塞上橡皮塞，用固体石蜡封口，直立于低温干燥处保藏。

（3）甘油管保存法：将 80%的甘油在高压蒸汽下灭菌待用，将培养好的斜面菌种用 1 ml 无菌水制成高浓度的菌悬液。吸取 300 μl 菌悬液入 EP 管中，再取适量体积的 80%的无菌甘油与之充分混匀，使甘油终浓度为 15%～40%。将甘油管封好置－20 ℃冻存。

（4）沙土管保藏法：本法适合于保藏形成孢子的霉菌与放线菌及产生芽孢的细菌，营养细胞用此法效果不好。

实验步骤：

1）取河沙加入 10%稀盐酸，加热煮沸 30 分钟，以去除其中的有机质。

2）倒去盐酸，用清水冲洗至中性。烘干，用 40 目筛子过筛，以去掉粗颗粒，备用。

3）另取非耕作层的不含腐殖质的瘦黄土或红土，加自来水浸泡洗涤数次，直至中性。烘干，碾碎，通过 100 目筛子过筛，以去除粗颗粒。

4）把烘干的沙土按 3∶2 或 1∶1 混合，装入 10 mm×100 mm 的小试管或安瓿管中，每管装 1 g 左右，塞上棉塞，121 ℃灭菌 1 小时，也可用 170 ℃干热灭菌 2 小时，蒸汽灭菌后需烘干。

5）抽样进行无菌检查，每 10 支沙土管抽一支，将沙土倒入肉汤培养基中，37 ℃培养 48 小时，若仍有杂菌，则需全部重新灭菌，再进行无菌试验，直至证明无菌，方可备用。

6）选择培养成熟的（一般指孢子层生长丰满的）优良菌种，以无菌水洗下，制成浓孢子悬液（≥10⁶/ml）。用灭菌吸管于每支沙土管中加入约 0.5 ml（一般以刚刚使沙土润湿为宜）孢子悬液，以接种针拌匀。也可将真菌分生孢子用接种环从斜面直接挑取放入沙土中。放入真空干燥器内，用真空泵抽干水分。

7）每 10 支抽取一支，用接种环取出少数沙粒，接种于斜面培养基上，进行培养，观察生长情况和有无杂菌生长，如出现杂菌或菌落数很少或根本不长，则说明制作的沙土管有问题，尚须进一步抽样检查。若经检查没有问题，用火焰熔封管口，放干燥器或室内干燥处保存。每半年检查一次活力和杂菌情况。

（5）液氮超低温保存法：大多数微生物都可用此法长期保存，工业微生物的高产菌种也逐步采用此法保存。

1）使用带螺旋盖的 2 ml 塑料安瓿瓶。检查安瓿瓶是否渗漏：用 0.05%的亚甲基蓝水溶液在 4 ℃浸泡 30～45 分钟，冲洗干净，弃去含有蓝色染料的安瓿瓶，其余的安瓿瓶备用。

2）先用蒸馏水漂洗干净安瓿瓶,再用蒸馏水在灭菌锅中 121 ℃浸泡灭菌 15 分钟,干燥并将激光打印好的标签放入安瓿瓶中,略拧紧螺旋盖,再 121 ℃灭菌 30 分钟。

3）选择菌龄处于最大生长量阶段或对数生长期后期的作为保藏菌,在无菌条件下,将细胞悬液分装于安瓿瓶中,并注入甘油或二甲基亚砜作保护剂,拧紧螺旋盖。

4）将封好后的安瓿管入大慢速冻结器上,以每分钟下降 1 ℃的速度冷冻,当安瓿管温度下降至—40 ℃时,即可把安瓿管移入液氮内长期保藏。

2. 菌种复苏　将保藏菌种转接至新鲜斜面或液体培养基上,适温培养,使其充分生长即可。若为冷冻保藏的菌种,将菌种取出,迅速放入 37 ℃水浴中解冻。一般需 2 至 2.5 分钟,待完全解冻后,再及时转接到合适的培养基中培养。某些菌种经过冷冻干燥保存后,延迟期较长,需连续两次继代培养才能正常生长。

实验思考

每种菌种保藏方法的特点及适用范围。

技能关键要点

1. 严格无菌操作。
2. 菌种保藏要求:能复苏、活力正常、无杂菌污染。

（蔡晶晶）

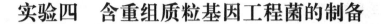

实验四　含重组质粒基因工程菌的制备

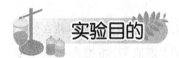

学习用氯化钙转化法制备含重组质粒工程菌的原理及方法。

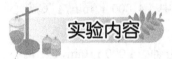

一、概述

基因工程育种是通过基因工程的手段把外源基因导入宿主菌细胞,有目的地改造宿主菌的遗传性状的一种育种手段,有着不可估量的发展前景,基因工程育种可用于提高菌种生产能力,改进传统发酵工艺,提高菌种抗性,构建环境处理菌株等。

二、实验原理

本实验采用常用的氯化钙转化法来制备含重组质粒的基因工程菌。其原理是大肠埃希菌细胞处于 $0\sim4$ ℃的 $CaCl_2$ 低渗溶液中,细菌膨胀成球状。转化混合物中的 DNA 形成抗 DNA 酶的羟基-钙磷酸复合物黏附于细胞表面,经 42 ℃ 90 秒热激处理,促进细菌吸收外源 DNA。将细菌放置在非选择性培养基中保温一段时间,促使在转化过程中获得的新的表型,如氨苄青霉素耐药(Amp^r)得到表达,然后将此细菌培养物涂在含氨苄青霉素的选择性培养基上培养,即可获得细菌菌落。

本实验将 pcDNA6 重组质粒转化大肠杆菌 DH5α 扩增菌,转化后在含氨苄青霉素的培养基上进行筛选,生长的菌落即为含重组质粒的基因工程菌。

三、实验材料

1. 材料　重组质粒 pcDNA6、大肠杆菌 DH5α。
2. 溶液　0.1 mol/L $CaCl_2$(高压蒸汽灭菌)、50 mg/ml 氨苄青霉素(过滤除菌)。
3. 培养基　LB 固体培养基、LB 液体培养基(见附录一)。
4. 设备　冷冻离心机、水浴锅、恒温摇床、超净工作台。
5. 其他　微孔滤膜及滤器、培养皿、锥形瓶、涂布棒、95% 乙醇、托盘天平、滤纸、1.5 ml 漂浮子、白色托盘、1 L 烧杯、涂布棒、冰块、移液器、枪尖(1 000 μL、200 μL、20 μL)、离心管(1.5 ml、50 ml)、无菌平皿、蒸馏水

四、实验操作

（一）细菌感受态细胞的制备

1. 将大肠埃希菌 DH5α 菌种划线于 LB 琼脂板上，37 ℃培养过夜。挑取单菌落接种于 10 ml LB 培养基中，37 ℃振荡培养培养过夜。

2. 次日取菌液 1ml 接种至含有 100 ml LB 培养基的锥形瓶中，37 ℃剧烈振荡培养至 2～3 小时，待 A 600 值达到 0.3～0.4 时（可每隔 15～20 分钟测定 OD600 来监测）将锥形瓶置于冰浴 10～15 分钟。

3. 将细菌转移到一个灭菌处理过的冰预冷的 50 ml 离心管中。4 000 r/min，4 ℃离心 10 分钟，弃培养基，将管倒置于滤纸使最后的残留液体流尽。

4. 加 1/10 体积预冷的 $CaCl_2$ 溶液，小心悬浮菌体，置冰浴 30 分钟。4 000 r/min，4 ℃离心 10 分钟，弃培养基。再加 1～1.5 ml 预冷的 0.1 mol/L $CaCl_2$ 溶液，轻轻重悬菌体，冰浴 30～60 分钟。或 4 ℃放置 12～24 小时。

（二）DNA 重组子转化感受态大肠埃希菌 DH5α

1. 在无菌条件下按每管取 50 μL 新鲜感受态 DH5α 细菌置于无菌的 1.5 ml 塑料离心管中，共 2 管。

2. 分别加入 pcDNA6 重组质粒（10 ng）和无菌水（作阴性对照）各 1 μl，轻轻旋转以混合内容物，在冰上放置 20～30 分钟。

3. 42 ℃，热休克 90 秒钟，中途不要摇动离心管。

4. 冰浴 2 分钟后，每管加 950 μl 无抗生素的 LB 培养基，于 37 ℃空气摇床中以 80～150 r/min 速度振摇 20 分钟，使细菌复苏并表达质粒编码的抗生素抗性标记基因。

5. 每管取 100 μl 加至含氨苄青霉素（氨苄终浓度 100 μg/ml）的 LB 琼脂平板上，用玻璃涂布器涂布均匀，室温放置 10～20 分钟，使液体吸收，然后 37 ℃倒置培养 12～16 小时至单菌落形成。

五、实验结果

在含氨苄青霉素的培养基上生长的菌落即为含重组质粒的工程菌。可计算转化率（指载体 DNA 在最佳转化条件下进入细胞的分子数）。

六、注意事项

1. 热激是一个关键步骤，准确地达到热敷温度（温度计测）非常重要。

2. 玻璃铺菌器需先在乙醇中浸泡，然后在酒精灯上灼烧，待它凉至室温后，才可将转化菌轻轻地铺在琼脂板上。

3. 如检查氨苄青霉素的抗性，用转化菌铺平板时密度应较低（每个 90 mm 平板不超过 10^4 菌落），于 37 ℃培养的时间应不超过 20 小时。否则导致出现对氨苄青霉素敏感的卫星菌落。

4. 防止杂菌和杂 DNA 的污染。

实验思考

1. 若阴性对照在含氨苄青霉素的培养基上生长良好,试分析可能的原因。
2. 若实验组在含氨苄青霉素的培养基上未长菌,试分析可能的原因。

技能关键要点

1. 严格无菌操作。
2. CaCl$_2$ 溶液悬浮菌体时动作轻缓。
3. 热激温度与时间的精确控制。
4. 含氨苄青霉素 LB 平板的制备。
5. 对转化结果的正确分析。

（蔡晶晶）

项目六　免疫学测定

实验一　直接凝集反应

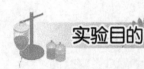

1. 掌握玻片凝集反应的原理、操作程序与方法。
2. 掌握试管凝集反应的原理、操作程序与方法。
3. 掌握凝集效价的判定及其意义。

一、概述

凝集反应(agglutination test)是一种血清学反应。细菌、螺旋菌、红细胞活细胞性抗原等颗粒性抗原,或可溶性抗原(或抗体)与载体颗粒结合成致敏颗粒后,它们与相应抗体(或抗原)在有电解质存在的条件下,发生特异性反应,经过一定时间,出现肉眼可见的凝集小块。参与凝集反应的抗原称为凝集原,抗体称为凝集素。凝集反应可分为直接凝集反应和间接凝集反应两类。

直接凝集反应主要有玻片法和试管法。玻片法是抗原和相应抗体在玻片上进行的凝集反应,用于定性检测抗原,如 ABO 血型鉴定、细菌鉴定等。试管法是在试管中倍比稀释待检血清,加入已知颗粒性抗原进行的凝集反应,用于定量检测抗体,如诊断伤寒病的肥达试验。试管法凝集反应时,抗原抗体结合出现明显可见反应的最大抗血清或抗原制剂稀释度称为效价,又称滴度。

二、实验原理

细菌或其他凝集原都带有相同的电荷(阴电荷),在悬液中相互排斥而呈均匀的分散状态。抗原与抗体相遇后,由于抗原和抗体分子表面存在着相互对应的化学基团,因而发生特异性结合,成为抗原抗体复合物。由于抗原与抗体结合,降低了抗原分子间的静电排斥力,抗原表面的亲水基团减少,由亲水状态变为疏水状态,此时已有凝集的趋向,在电解质(如生理盐水)参与下,由于离子的作用,中和了抗原抗体复合物外面的大部分电荷,使之失去了彼此间的静电排斥力,分子间相互吸引,凝集成大的絮片或颗粒。出现了肉眼可见的凝集反应。

三、实验材料

1. 标本　伤寒沙门菌、大肠埃希菌、待检血清(1:10稀释)。

2. 试剂　伤寒诊断血清、生理盐水、伤寒沙门菌 H 和 O 诊断菌液($7×10^8$/ml)、抗伤寒沙门菌 H 和 O 抗血清(用生理盐水1:10稀释)。

3. 器材　恒温水浴箱、接种环、刻度移液管、吸耳球、试管、试管架、玻片等。

四、实验操作

(一)玻片凝集试验——细菌的血清学鉴定

1. 取清洁载玻片一张,用蜡笔划为三个区域,一边做试验,一边作对照。其中左侧区域加生理盐水1滴,中间区域及右侧区域各加伤寒沙门菌诊断血清1滴。

2. 用接种环无菌操作挑取少许伤寒沙门菌培养物,分别与左侧区域生理盐水及中间区域伤寒沙门菌诊断血清混匀,同法取大肠埃希菌培养物与右侧区域伤寒沙门菌诊断血清混匀(图6-1):

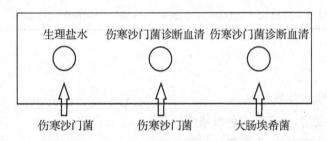

图6-1　玻片凝集试验操作示意图

3. 轻轻地反复晃动玻片,注意勿使三个区域的液体相混。

4. 室温静置1~2分钟后,观察结果。

(二)试管凝集试验——肥达氏反应

1. 取7支洁净试管置于试管架上,排成一排,依次编号并标记。

2. 用刻度移液管分别吸取生理盐水0.5 ml加入各试管中。

3. 用刻度移液管吸取待检血清(1:10)0.5 ml,加入第一管中,充分混合。

4. 用同一刻度移液管将第一管内的混合液吸出0.5 ml放入第二管,混合后取出0.5 ml于第三管中……同法直至第六管,混匀后吸出0.5 ml弃去。第七管不加血清,为生理盐水对照。

至此,第1~6管的血清稀释度为1:20、1:40、1:80、1:160、1:320、1:640(图6-2)。

上述稀释方法称为倍比稀释法,是免疫学试验中常用的一种稀释法。

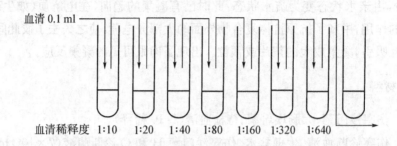

血清稀释度 1:10 1:20 1:40 1:80 1:160 1:320 1:640

图6-2 倍比稀释法示意图

5. 向每支管加入诊断菌液0.5 ml,此时每管的液体总量为1.0 ml,血清的稀释倍数又递增1倍。

6. 加完菌液后,充分摇匀每支试管,置37 ℃水浴箱中4小时,初步观察结果,注意有无凝集。然后取出置4 ℃或室温过夜后再观察,确定结果。

表6-1 试管凝集试验方法

试管	1	2	3	4	5	6	7(对照)
生理盐水(ml)	0.5	0.5	0.5	0.5	0.5	0.5	0.5
血清(ml)	0.5	0.5	0.5	0.5	0.5	0.5	弃去0.5
菌液(ml)	0.5	0.5	0.5	0.5	0.5	0.5	0.5
血清终稀释度	1:40	1:80	1:160	1:320	1:640	1:1 280	对照

五、实验结果

(一)玻片凝集试验结果

1. 阳性 液体变清,并有乳白色凝集块出现。

2. 阴性 液体仍然混浊,无凝集块出现。

(二)试管凝集试验结果

试管凝集试验是一经典的定量凝集试验,敏感性不高,但操作方法简单,至今仍在使用。判断试管凝集试验,先观察对照管,再看各试验管。观察时,不振摇试管,首先观察管底是否有凝集物和上层液的浊度。然后轻轻摇动试管,注意观察凝集颗粒的大小、均匀度等性状及液体的浑浊程度。

1. 生理盐水对照管应无凝集现象,轻轻摇动试管,细菌分散均匀浑浊。

2. 伤寒沙门菌O抗原凝集物呈颗粒状沉于管底,轻摇时不易散开;H抗原凝集物呈絮状,疏松而大块地沉于管底,轻摇易散开。按照凝集的强弱程度,可将凝集结果分五级(表6-2)。

表6-2 凝集结果分级

级别	细菌凝集程度	上层液状态	凝集物状态
4+（最强凝集）	全部凝集	清澈	大片凝集物
3+（强凝集）	大部分凝集	微浑	凝集物较小
2+（中度凝集）	部分凝集	半浑浊	较多细小凝集物
+（弱凝集）	仅少部分凝集	浑浊	很少细小凝集物
-（不凝集）	无凝集	均匀浑浊	与对照管相同

3. 该血清的抗体效价选择能产生明显凝集（++）的血清最高稀释度。

六、注意事项

1. 做玻片凝集试验时，取细菌培养物时不宜过多，与免疫血清混合时，必须将细菌涂散、涂均匀，但不宜将面积涂得过大，以免很快干涸而影响结果观察。

2. 注意两种凝集现象的区别，"O"菌液凝集物呈紧密颗粒状，不易摇起；"H"菌液的凝集物呈疏松棉絮状，轻摇即起。

 实验思考

1. 为什么伤寒诊断血清不和大肠埃希菌培养物发生反应？
2. 肥达反应中要用哪几种抗原？为什么？
3. 什么是效价？如何判定？
4. 影响凝集反应的因素有哪些？

 技能关键要点

1. 接种针的无菌操作。
2. 玻片凝集试验：必须与诊断血清混匀。
3. 试管凝集试验：倍比稀释时，每个浓度必须混匀后再制备下一浓度。

 知识拓展

血型鉴定

血型鉴定是根据人体血液中含有的血型抗原来分类的，即根据红细胞上有或无A抗原或/和B抗原。常见的有A型、B型、O型及AB型，A型红细胞膜上含有A抗原，B型红细胞膜上含有 B 抗原，AB 型红细胞膜上含有 A、B 抗原，抗 A、抗 B 试剂是分别针对 A 抗原和 B 抗原的特异性抗体。此外还存在 Rh 等特殊血型。

血型鉴定的原理是将已知标准抗 A 和抗 B 血型抗体分别与待测红细胞混合。如果抗原与抗体相对应，则引起红细胞凝集，反之则不凝集，据其凝集现象可判断血型。

常用生理盐水凝集法检测红细胞上存在的血型抗原，以及血清中存在的血型抗体，依据抗原抗体存在的情况判定血型。准确鉴定 ABO 血型的常规方法有正、反定型。所谓正定型，是用已知的抗 A、抗 B 试剂与受检者的红细胞混合时，与抗 A 试剂发生凝集者即为 A 型，与抗 B 分型试剂发生凝集者即为 B 型，与抗 A、抗 B 试剂均发生凝集者即为 AB 型，与抗 A、抗 B 试剂均不凝集者即为 O 型。所谓反定型，是用已知 A 细胞和 B 细胞来测定血清中有无相应的抗 A 或/和抗 B。结果判定：凡红细胞出现凝集者为阳性，呈散在游离状态为阴性。ABO 血型定型原则见表 6-3。

表 6-3　ABO 血型定型原则

正向定型			反向定型			血型
抗 A	抗 B	抗 AB	A 细胞	B 细胞	O 细胞	
−	−	−	+	+	−	O
+	−	+	−	+	−	A
−	+	+	+	−	−	B
+	+	+	−	−	−	AB

（王　蕾）

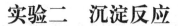

实验二 沉淀反应

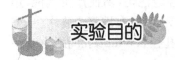

实验目的

1. 掌握沉淀反应的原理,熟悉操作过程、结果观察与分析。
2. 了解沉淀反应的应用范围与方法评价。

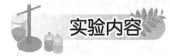

实验内容

一、概述

沉淀反应(precipitation reaction)是一种血清学反应,是指可溶性抗原(外毒素、细菌浸出液和血清蛋白等)与相应抗体结合,在电解质参与下,经过一定时间,形成肉眼可见的沉淀物。

参与沉淀反应的抗原习惯上称为沉淀原,抗体称沉淀素。沉淀反应的抗原可以是多糖、蛋白质、类脂等。同相应抗体比较,抗原的分子小,单位体积内含有的抗原量多,做定量试验时,为了不使抗原过剩,常稀释抗原,并以抗原的稀释度作为沉淀反应的效价。

沉淀反应的实验方法大体可分为环状法、絮状法、琼脂扩散法三种基本类型。其中可溶性抗原和抗体在半固体琼脂内扩散进行的沉淀反应称为琼脂扩散反应。琼脂扩散试验可分为单向琼脂扩散试验和双向琼脂扩散试验两种类型。

二、实验原理

单向琼脂扩散试验是一种定量试验。将定量的已知抗体(特异性抗血清)混合于琼脂内,倾注于玻片上,凝固后打孔,再将抗原加入孔中,使其向四周扩散。抗原抗体复合物形成的沉淀环直径与抗原的浓度成正比。本试验主要用于检测免疫球蛋白和补体含量。

双向琼脂扩散试验常用于定性检测。将抗原与抗体分别加入含有电解质的琼脂凝胶板上孔内,让它们各自向四周扩散。当两者比例合适时,该处便可形成一条清晰的沉淀线。本试验常用于检测血清中的可溶性抗原及各种免疫球蛋白等。

三、实验材料

1. 抗体　羊抗人 IgG 抗血清、阳性对照血清。
2. 抗原　待检血清。
3. 其他　生理盐水琼脂、生理盐水、载玻片、打孔器、小锥形瓶、毛细滴管、微量加样器、湿盒等。

四、实验操作

（一）单向琼脂扩散试验

1. 制备含抗体的平板　每组用天平称取 0.8 g 琼脂粉，用 80 ml 生理盐水溶解，电炉融化，置水浴锅内，待冷却到 56 ℃ 左右，加入羊抗人 IgG 抗血清，迅速轻轻混匀，勿使产生气泡，用 10 ml 滴管吸取 3～4 ml 溶液，浇注在普通载玻片上，要均匀、平整、无气泡、布满整个玻片。

2. 打孔　待琼脂凝固后，用打孔器按照下图在琼脂板上打孔，孔径 3.5 mm，孔间距为 10～12 mm，孔边缘不要破裂，底部勿与载玻片脱离（图 6-3）。

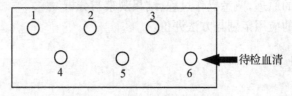

图 6-3　单向琼脂扩散试验

3. 加样　将已知 IgG 稀释为 1:200、1:100、1:50、1:25、1:10；用微量加样器分别加 1～5 孔，每孔量均为 10 μl。

4. 将加样后的琼脂板放入湿盒内。经 37 ℃，24 小时后，观察结果。

5. 绘制标准曲线　以各稀释度标准血清的沉淀环直径平方为纵坐标，各稀释度标准抗原浓度为横坐标，在纸上绘制标准曲线。

（二）双向琼脂扩散试验

1. 制板　每组用天平称取 0.5 g 琼脂粉，用 50 ml 生理盐水溶解，电炉上融化，取下，待冷却到 80 度左右，用 10 ml 滴管吸取 3～4 ml 溶液，浇注在普通载玻片上，要均匀、平整、无气泡、布满整个玻片。

2. 打孔　用打孔器在琼脂板上打孔（图 6-4），孔间距 6 mm。

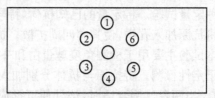

图 6-4　双向琼脂扩散试验

3. 加样　用微量加样器加羊抗人 IgG 诊断血清于中央孔中，上下 1、4 孔加阳性对照血清，第 2、3、5、6 孔加待检血清，每孔量均为 10 μl。

4. 将加样后的琼脂板放入湿盒内。经 37 ℃ 24 小时后，观察结果。

五、实验结果

（一）单向琼脂扩散试验

1. 抗原孔四周出现白色沉淀环者为阳性。测量沉淀环直径，如果沉淀环不太圆，则取最大直径和最小直径的平均值。以各稀释度标准抗原浓度为横坐标,沉淀环直径平方为纵坐标在纸上作图,画出标准曲线。

2. 根据待检血清标本孔沉淀直径,查标准曲线,将查得的抗原浓度含量乘以标本的稀释倍数,即为血清中 IgG 的含量。本方法比较稳定,易于操作;但观察时间太长,敏感性较低,每次试验均需作参考血清的标准曲线。

表 6-4 血清标本的稀释

抗血清	参考血清稀释范围(用蒸馏水溶解)						标本稀释
IgG	稀释倍数	20	25	50	100	200	1:50
	含量(μg/ml)	545	436	218	109	54.5	

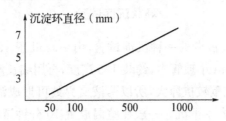

图 6-5 标准抗原浓度(mg/100 ml)

(二)双向琼脂扩散试验

琼脂板 1、4 孔为阳性对照,若待检血清标本孔与中央孔间出现沉淀线,且与阳性对照出现的沉淀线相吻合即为阳性,若无沉淀线或沉淀线与阳性对照交叉,则为阴性。

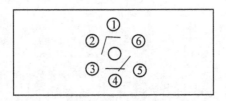

图 6-6 双向琼脂扩散试验结果

六、注意事项

1. 打孔时,注意不要划破培养基,底部勿与载玻片脱离。

2. 加样时,不要溢出孔外。

3. 加样用的微量移液器枪头不能混用。

实验思考

1. 沉淀试验有哪些方法?各有什么优缺点?

2. 单向琼脂扩散试验和双向琼脂扩散试验有什么用途?

3. 沉淀试验有什么现实意义？

技能关键要点

1. 制板要求　均匀、平整、无气泡、布满整个玻片。
2. 稀释时必须混匀。

知识拓展

环状沉淀试验

环状沉淀试验是最简单、古老的一种沉淀试验，由 Ascoli 于 1902 年建立的。其方法是先将抗血清加入内径 1.5～2 mm 小玻管中，约装 1/3 高度，再用细长滴管沿管壁叠加待检抗原溶液。因抗血清蛋白浓度高，比重较抗原大，所以两液交界处可形成清晰的界面。此处抗原抗体反应生成的沉淀在一定时间内不下沉。一般在室温放置 10 分钟至数小时，在两液交界处呈现白色环状沉淀则为阳性反应。

本技术的敏感度为 3～20 μg/ml 抗原量。环状试验中抗原、抗体溶液须澄清。该试验主要用于鉴定微量抗原，如法医学中鉴定血迹，流行病学用于检查媒介昆虫体内的微量抗原等，亦可用于鉴定细菌多糖抗原、沉淀素效价滴定等。因该技术敏感度低，且不能作两种以上抗原的分析鉴别，现已少用。

（王　蔷）

实验三 酶联免疫吸附试验(ELISA)

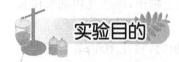

实验目的

1. 掌握 ELISA 法的原理、种类和用途。
2. 掌握双抗体夹心法的操作步骤及结果分析。

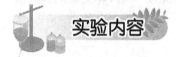

实验内容

一、概述

酶联免疫吸附试验(ELASA)在药物的质量检验与研发中应用广泛。其基本方法是将已知的抗原或抗体吸附在固相载体(聚苯乙烯微量反应板)表面,使酶标记的抗原抗体反应在固相表面进行,用洗涤法将液相中的游离成分洗除。在这种测定方法中有 3 种必要的试剂:固相的抗原或抗体(免疫吸附剂)、酶标记的抗原或抗体(标记物)和酶作用的底物(显色剂)。

ELASA 法常用于检测体液中的微量抗原和抗体,具有灵敏度高、特异性强、操作简单、容易判断等优点。常用的 ELISA 法有双抗体夹心法、间接法和竞争法,双抗体夹心法常用于检测大分子抗原,间接法常用于测定特异抗体,竞争法常用于测定小分子抗原及半抗原。

二、实验原理

本次实验主要介绍双抗体夹心法。双抗体夹心法是一种借助酶免疫或放射免疫法检测抗原的技术。其原理是将抗原结合于已预先包被的已知抗体上,再以酶标抗体与抗原结合,通过观察酶对底物的催化反应所产生的颜色变化来判断抗原的存在及含量,所以又被称为三明治法。

三、实验材料

1. 兔抗人 IgG(抗体)、酶标记抗人 IgG 单克隆抗体(酶标抗体)、人血清(抗原)。

2. 试剂 包被缓冲液(0.01 mol pH9.6 碳酸盐缓冲液)、标本稀释液(含 0.05％吐温－20、0.01 mol pH7.2 PBS)、洗涤液(含 0.05％吐温－20、0.01 mol pH7.2 PBS)、底物溶液(含 0.04％邻苯二胺、pH5.0 柠檬酸缓冲液)、终止液(2 mol H_2SO_4)

3. 其他 聚苯乙烯酶标板、微量移液器、酶标仪、4 ℃冰箱、37 ℃湿盒、塑料洗瓶。

四、实验操作

1. 已知抗体包被酶标板 用包被缓冲液将兔抗人 IgG 抗体稀释至工作浓度后,按每孔 100 μl 包被酶标板,置于 4 ℃冰箱内过夜。

2. 洗板 取出酶标板,弃去酶标板孔内的包被抗体,在吸水纸上拍干,每个孔内加满洗涤液,静置 2～3 分钟,再在吸水纸上拍干,如此洗涤 3 次。

3. 加待检抗原标本 取不同稀释度的人血清标本,加于酶标板内,每孔 100 μl,每份标本加 2 孔,同时设阳性对照、阴性对照和空白对照。置于 37 ℃湿盒 30 分钟后,弃去酶标板内液体,按步骤 2 洗板 3 次。

4. 每孔加 100 μl 酶标记抗人 IgG 单克隆抗体,置于 37 ℃湿盒 30 分钟后,弃去酶标板内液体,按步骤 2 洗板 6 次。

5. 每孔加底物溶液 100 μl,37 ℃避光孵育 15 分钟。

6. 每孔加终止液 50 μl,终止酶促反应。

7. 观察显色反应或用酶标仪在 490 nm 处用水调零,测定其 O. D. 值。

五、实验结果

1. 判断阳性或阴性结果

(1) 肉眼判断:反应孔呈棕黄色为阳性结果,无色为阴性结果。待检孔颜色与阴性对照孔颜色相同或更浅判为阴性;若待检孔颜色明显加深,判为阳性;"－"为无色,"＋"为浅黄色,"2＋"为黄色,"2＋"为棕黄色,一般呈"2＋"以上者为阳性。

(2) 酶标仪检测:以空白孔调零,先测阴性对照 O. D. 值(N),再测待检孔 O. D. 值(P),当 P/N>2.1 时,判为阳性;2.1≥P/N≥1.5 为可疑;P/N<1.5 时,判为阴性。

$$P/N = \frac{标本\,O.\,D.\,值 - 空白对照\,O.\,D.\,值}{阴性对照\,O.\,D.\,值 - 空白对照\,O.\,D.\,值}$$

2. 记录结果并分析。

六、注意事项

1. 洗板时洗涤液需加满孔;洗板时防止孔内气泡阻碍洗液的进入,孵育时为防止液体蒸发需要封盖酶标板。

2. 加样时枪尖靠近底端,勿使蛋白贴壁。

3. 孔内不能干涸,否则蛋白非特异结合。

4. 邻苯二胺底物溶液应在使用前配置,不宜过早。

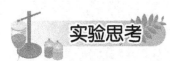

实验思考

为什么双抗体夹心法只适用于多价大分子抗原的检测,而不能用于测定半抗原等小分子物质?

技能关键要点

1. 试剂加样体积的精确。
2. 注意蛋白非特异结合的各种因素,防止蛋白非特异结合。
3. 酶标仪的正确使用。

(王 蔷)

项目七 药品微生物检验技术

实验一 口服制剂中细菌、真菌总数的测定

 实验目的

1. 掌握口服制剂细菌总数及真菌总数的测定方法。
2. 了解细菌总数及真菌总数检测的原理。
3. 熟悉检测药品的细菌总数与真菌总数的实际意义。

 实验内容

一、实验原理

我国现行药典规定对非规定灭菌制剂类药物的微生物限度检查主要包括细菌数、真菌数和酵母菌数、控制菌检查项目,其中对细菌总数、真菌数和酵母菌总数的测定是检验药品染菌量的重要指标,也是对药品进行卫生学总体评价的重要依据之一。

对细菌总数、真菌数和酵母菌总数的测定方法多采用平皿计数法,即以无菌操作的方法,用无菌吸管吸 1 ml(或 1 g)充分混匀的待测药品(供试品),注入无菌平皿内,倾注已融化并冷却到 45 ℃左右的普通营养琼脂(细菌计数)、玫瑰红钠琼脂培养基(真菌及酵母菌),混匀,待冷却凝固后置培养箱中培养规定时间,进行菌落计数。

二、实验材料

1. 培养基(见附录一) 普通营养琼脂、玫瑰红钠琼脂培养基。
2. 供试品 待测药品(氨基酸口服液)。
3. 其他 恒温培养箱、超净工作台、pH7.0 氯化钠—蛋白胨缓冲液(见附录三)玻珠瓶、9 ml 无菌氯化钠—蛋白胨缓冲液管(见附录三)、聚山梨酯 80、无菌平皿、移液器、试管、蒸馏水、酒精灯、乙醇棉球。

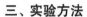

三、实验方法

（一）操作前准备

1. 打开超净工作台紫外线灯灭菌 30 分钟。

2. 操作人员用肥皂或适宜消毒液洗手，穿戴无菌衣、帽、口罩、手套。

3. 用乙醇棉擦拭双手及操作台面，摆放物品，点燃酒精灯，无菌操作前再次擦手。再用乙醇棉球擦拭供试品瓶、盒、袋等的开口处周围，待干后用灭菌的手术镊或剪将供试品启封。

4. 一般供试品的检验量为 10 g 或 10 ml，检验时应从 2 个以上最小包装单位中抽取供试品，一般应随机抽取不少于检验用量的 3 倍量供试品。

（二）实验操作

1. 供试液的制备

（1）无菌操作取供试品 10 g 或 10 ml，加于 100 ml pH7.0 无菌氯化钠－蛋白胨缓冲液玻珠瓶中，充分混匀，制成 1∶10 均匀的供试液。

（2）按照十倍梯度稀释法制备不同稀释度供试品：用无菌移液管取 1∶10 供试液 1 ml，加入到 9 ml 无菌氯化钠－蛋白胨缓冲液管中，制成 1∶100 供试液，同法制成 1∶1 000 供试液。

2. 检查法

（1）细菌总数的测定

1）分别吸取各稀释度的供试液 1 ml，置直径 90 mm 的无菌平皿中，注入 15～20 ml 温度不超过 45 ℃的融化的营养琼脂培养基，混匀。待琼脂凝固后，经 35 ℃倒置培养 3 天，逐日观察菌落生长情况，一般以 72 小时的菌落数报告。每稀释级每种培养基至少制备 2 个平板。

2）阴性对照试验：以各浓度的稀释液代替供试品，置无菌平皿中，注入培养基，凝固，倒置培养，每种计数用的培养基各制备 2 个平板，均不得有菌生长。

（2）霉菌及酵母菌总数的测定

1）分别吸取各稀释度的供试液 1 ml，置直径 90 mm 的无菌平皿中，注入 15～20 ml 温度不超过 45 ℃的融化的玫瑰红钠琼脂培养基，混匀，待琼脂凝固后，经 23～28 ℃倒置培养 5 天，逐日观察菌落生长情况，一般以 120 小时的菌落数报告（应选有菌丝的真菌菌落和酵母菌菌落计数）。每稀释级每种培养基至少制备 2 个平板。

2）阴性对照试验：以各浓度的稀释液代替供试品，置无菌平皿中，注入培养基，凝固，倒置培养，每种计数用的培养基各制备 2 个平板，均不得有菌生长。

四、实验结果

1. 如实记录各稀释度平板的菌落数。实验结果可按照表 7－1 记录。

表7-1 各稀释度平板菌落数记录表

品名：　　　批号：　　　规格：　　　检验日期：　　　培养温度：

平皿号	稀释度			阴性对照
	1:10	1:100	1:1 000	
菌落数				
1				
2				
3				
平均数				
总数(cfu/g 或 cfu/ml)				

注:细菌数、真菌及酵母菌数于两个表格中分别记录。

(1) 一般将平板置菌落计数器上或从平板的背面直接以肉眼点计,以透射光衬以暗色背景,仔细观察。必要时用放大镜或用低倍显微镜直接观察,或挑取可疑物涂片镜检。

(2) 若平板上有2个或2个以上菌落重叠,肉眼可辨别时仍以2个或2个以上菌落计数;若平板生长有链状或片状、云雾状菌落,菌落间无明显界线,一条链、片作为一个菌落计,但若链、片上出现性状与链、片状菌落不同的可辨菌落时,仍应分别计数;若生长蔓延的较大的片状菌落或花斑样菌落,其外缘有若干性状相似的单个菌落,一般不宜作为计数用。

(3) 菌落生长呈蔓延趋势者,细菌需在24小时,霉菌需在48小时做初步点计(点计霉菌菌落时,轻轻翻转平板,勿反复翻转,否则使早期形成的孢子散落在平板的其他部位,又萌生新的霉菌菌落,导致计数误差)。

(4) 在培养3天点计细菌,培养5天点计霉菌时,如菌落极小,不易辨认,细菌计数可延长培养时间至5天;霉菌及酵母菌计数可延长培养时间至7天,再点计菌落数。

2. 依据菌数报告规则,计算每毫升或每克供试品中的细菌、真菌总数。

菌数报告规则:细菌、酵母菌宜选取平均菌落数小于300 cfu、霉菌宜选取平均菌落数小于100 cfu 的稀释级,作为菌落报告(取两位有效数字)的依据。

当仅有1个稀释级的菌落数符合上述规定,以该级的平均菌落数乘以稀释倍数报告菌数;当有2个或2个以上稀释级的菌落数符合上述规定,以最高的平均菌落数乘以稀释倍数值的值报告。

如各稀释级的平板均无菌落生长,或仅最低稀释级的平板有菌落生长,但平均菌落数小于1时,以小于1乘以最低稀释倍数的值报告菌数。

3. 实验结论 《中国药典》(2010 年版)规定,口服给药制剂的微生物限度标准:细菌数,每1 g 不得过1 000 cfu,每1 ml 不得过100 cfu;霉菌和酵母菌数,每1 g 或1 ml 不得过100 cfu。

本品按《中国药典》2010 年版微生物限度检查法标准检验,供试品细菌数、霉菌及酵母菌数其中任一项一次检验不合格,应从同一批样品中随机抽样,独立复试两次,以三次检验结果的平均值报告。若 3 次结果的平均值超过该品种项下的规定,判供试品不符合规定;否则,判供试品符合规定。

五、注意事项

1. 供试品检验全过程必须符合无菌技术要求。使用灭菌用具时,不能接触可能污染的任何器物,灭菌吸管不得用口吹吸。本实验中阴性对照不得长菌,否则实验结果无效。

2. 供试品在检验前,应保持包装的完好,不得开启,防止再污染。供试液从制备至加入检验用培养基,不得超过 1 小时。否则,可能导致微生物繁殖或死亡而影响计数结果。

3. 供试液稀释及注皿时应取均匀的供试液,以免造成实验误差。

实验思考

1. 哪些制剂需做微生物限度检查? 其检查项目包括哪些? 判读供试品微生物限度检查合格的标准是什么?

2. 实验中设置阴性对照的目的是什么? 若阴性对照出现阳性结果,分析其产生原因,该如何处理?

技能关键要点

1. 严格无菌操作。
2. 供试品稀释过程中务必混匀。
3. 融化培养基倾注平板时温度的控制。
4. 细菌、真菌平板菌落数的正确统计与记录。
5. 能依据菌落报告规则进行细菌、真菌总数的正确计算。

（蔡晶晶）

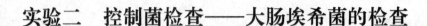

实验二 控制菌检查——大肠埃希菌的检查

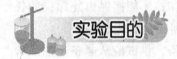

1. 熟悉药品中大肠埃希菌的检验原理。
2. 熟悉检验大肠埃希菌的基本程序和方法。

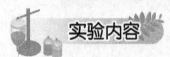

一、概述

控制菌检查包括大肠埃希菌检查、大肠菌群检查、沙门菌检查、金黄色葡萄球菌检查、铜绿假单胞菌检查等。上述微生物在一定条件下对人有致病能力,需要严格控制。药典规定在各类供试品中检测大肠埃希菌及其他控制菌,按一次检出结果为准,不再抽样复验。

二、实验原理

大肠埃希菌是肠杆菌科埃希菌属细菌,是人和恒温动物肠道内的常住菌,随粪便排出体外,可以直接或者间接污染药品及药品生产的各个环节。凡是药物中查出大肠埃希菌的,表明该药品已经受到人和温血动物的粪便污染。大肠埃希菌除普通大肠埃希菌外尚有致病性大肠埃希菌,可引起婴幼儿、成人爆发性腹泻。因此,大肠埃希菌被列为药品是否被污染的重要卫生指标菌,是非规定灭菌药物的常规必检项目。

2010年版《中国药典》的大肠埃希菌检查采用MUG-I法,是利用目标菌产生限定酶作用于4-甲基伞形酮葡糖苷酸(4-Methylumbelliferyl-β-D-glucuronide,MUG)产生荧光物质及靛基质(Indole)试验来鉴定目标菌的,如MUG、Indole试验为阳性或阴性即可报告结果。如MUG与Indole试验的反应不一致时,则需将供试液的增菌培养物用EMB琼脂平板分离培养、革兰染色、镜检及生化试验鉴别。该法理论上可使大肠埃希菌的检出率达98%。

三、实验材料

1. 供试品 待检药品。
2. 培养基(见附录一) 胆盐乳糖(BL)增菌液、曙红亚甲蓝琼脂(EMB)培养基(MacC)、麦康凯琼脂培养基、4-甲基伞形酮葡糖苷酸蛋白胨培养基、乳糖发酵管、蛋白胨水培养基、磷酸盐葡萄糖蛋白胨水培养基、枸橼酸盐培养基。

3. 试剂　靛基质试液、40%氢氧化钾溶液、6% α-萘酚乙醇溶液、溴百里酚蓝液、甲基红、溴甲酚紫等。

4. 其他　试管、杜氏小管等。

四、实验操作

1. 供试液的制备

（1）固体样品：称取 10 g，加入 100 ml 稀释剂（生理盐水或磷酸盐缓冲液）中，经充分研磨或振摇制成供试液。

（2）液体样品：量取 10 ml 加入 90 ml 稀释剂中，混匀后制成供试品。

（3）含有防腐剂或者抑菌成分且影响检验的供试品，可以用微孔滤膜过滤后及其他适宜的方法处理后，再进行检验。

（4）脂溶性药物如乳膏、软膏等，可以称取样品 5 g，放在乳钵中，加 8 ml 灭菌的吐温-80充分研磨后，加入 140 ℃干热灭菌 30 分钟的西黄蓍胶 2.5 g 研磨，制成 100 ml 乳剂，即成 1∶20 的供试液。

2. 增菌培养　取供试液 10 ml，加入到 100 ml 的胆盐乳糖培养基中，另取 2 瓶培养基，其中 1 瓶加入对照菌 10～100 个作阳性对照，另 1 瓶加入与供试液等量的稀释剂作阴性对照。同时置于 37 ℃温箱中培养 18～24 小时，必要时可延长至 48 小时。阴性对照应无菌生长。

当阴性对照呈阴性，阳性对照菌正常生长，供试液培养基澄清并证明无菌生长，判为未检出大肠埃希菌；若供试液培养基变混浊并证明有菌生长，则需接着进行如下检查。

3. MUG 和 Indole 试液　分别用无菌移液管吸取上述增菌液（阳性对照和供试液）0.2 ml 接种至 5 ml 的 MUG 培养液中培养，分别在接种 5 小时和 24 小时时，用未接种的 MUG 培养基管作对照，将各管置于 365 nm 紫外线灯下观察有无荧光。阳性对照管应呈现荧光。

若供试液的 MUG 管有荧光，MUG 试验阳性；若无荧光，MUG 试验阴性。然后沿培养管的管壁加入数滴靛基质试液于上述 MUG 管内，观察液面颜色，呈玫瑰红色者为靛基质阳性，呈试剂本色者为阴性。供试剂按表 7-2 进行判断结果或者做进一步检查（则需将供试液的增菌培养物用 EMB 琼脂平板分离培养、革兰染色、镜检及生化试验鉴别）。

表 7-2　结果分析

MUG	Indole	结果
阳性	阳性	报告检出大肠埃希菌
阴性	阴性	报告未检出大肠埃希菌
阳性	阴性	需要进一步检查
阴性	阳性	需要进一步检查

4. 分离培养　分别将阳性对照和供试液增菌液以划线法接种于 EMB 或者 MacC 平板培

养基上,置于37 ℃温箱中培养18～24 小时。观察菌落生长情况。

当阳性对照的平板呈典型的菌落形态,供试液的平板无菌落生长或生长的菌落与表7-3中的菌落形态特征不符,判供试品未检出大肠埃希菌。若供试液的平板生长的菌落与表7-3中的菌落形态特征相符或疑似,则应挑取可疑菌落进行纯培养后进一步做染色镜检及生化反应试验,确认是否为大肠埃希菌。

表7-3 大肠杆菌菌落形态特征

培养基	菌落形态
曙红亚甲蓝琼脂 (EMB)	呈深紫黑色、浅紫色、蓝紫色或粉红色,菌落中心呈深紫色或无明显暗色中心,圆形,稍突起,边缘整齐,表面光滑,常有金属光泽
麦康凯琼脂 (MacC)	呈鲜桃红色或微红色,菌落中心呈深桃红色,圆形,扁平,边缘整齐,表面光滑,湿润

5. 纯培养 用接种环挑取2个或2个以上疑似菌落,接种于普通琼脂斜面培养基上,置于37 ℃温箱中培养18～24 小时,作以下检查。

6. 染色镜检 大肠埃希菌是革兰阴性无芽孢短杆菌。

7. 生化反应

(1) 乳糖发酵试验:取上述斜面培养物,接种于乳糖发酵管,培养24～48 小时,观察产酸、产气。

(2) IMViC 试验:大肠埃希菌的试验结果应为＋＋－－或者－＋－－。

1) 靛基质试验(I):取上述斜面培养物,接种于蛋白胨水培养基,37 ℃培养48 小时,沿管壁加入靛基质试液数滴,摇匀后静置数分钟,液面呈玫瑰红色为阳性,呈试剂本色为阴性。

2) 甲基红试验(M):取上述斜面培养物接种于葡萄糖蛋白胨水培养基中,37 ℃培养48 小时。滴加甲基红试剂3～5 滴。呈鲜红色或橘红色为阳性,呈黄色为阴性。

3) 乙酰甲基甲醇生成试验(V－P):取上述斜面培养物接种于葡萄糖蛋白胨水培养基中,37 ℃培养48 小时。将培养液摇匀,于每毫升培养液中滴加0.1 ml 40％KOH 溶液,摇匀后再加等量的6％ α-萘酚酒精溶液,室温 37 ℃放置15 分钟或加热后观察结果。培养基变为红色为阳性,无红色反应为阴性。

4) 枸橼酸盐利用试验(C):取上述斜面培养物,接种于枸橼酸盐培养基斜面上,37 ℃培养24 小时,有菌生长,培养基由绿色变为蓝色时为阳性,否则为阴性。

8. 对照试验

(1) 阴性对照试验:检验无菌操作的可靠性。取稀释剂1 ml 于增菌液中,按上述同样步骤操作,不得长菌。

(2) 阳性对照试验:检验供试品对大肠埃希菌的生长有无干扰作用以及检查培养条件是否适宜。在供试液中加入一定量的大肠埃希菌标准菌株,做平行试验,应有菌生长。

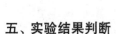

五、实验结果判断

1. 当阴性对照试验呈阴性，阳性对照试验 MUG 呈阳性，供试品 MUG 阳性、靛基质阳性，报告供试品检出大肠埃希菌。MUG 阴性、靛基质阴性，报告供试品未检出大肠埃希菌。

2. MUG 阳性、靛基质阴性、IMViC 试验为－＋－－、革兰阴性杆菌，报告供试品检出大肠埃希菌；MUG 阴性、靛基质阳性、IMViC 试验为＋＋－－、革兰阴性杆菌，报告供试品检出大肠埃希菌。若不符合这两项中的任一项，报告供试品未检出大肠埃希菌。

3. 当阴性对照有菌生长或阳性对照未生长或生长菌落不是大肠埃希菌，不能做出检验报告。

六、注意事项

1. 配制 MUG 培养基时，务必校正 pH，灭菌后 pH 不得过 7.4，否则 pH 偏高，MUG 分解，本身则显荧光。

2. 供试品培养液接种于 MUG 培养基中，一般培养 5 小时和 24 小时要观察是否产生荧光，如荧光很微弱，不能准确判断时，可延长培养至 48 小时再观察结果。

3. 从曙红亚甲蓝琼脂或麦康凯琼脂平板上挑取可疑菌落时，务必挑选 2～3 个以上菌落分别做 IMViC 试验鉴别，如仅挑选一个菌落做 IMViC 试验鉴别，则易漏检。

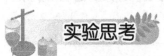

1. 大肠埃希菌在 EMB 培养基上的典型菌落形态是什么？
2. 为什么要做阳性对照与阴性对照？

1. 严格无菌操作。
2. MUG 培养基配制时 pH 的严格控制。
3. MUG 和靛基质试验操作正确；结果判断正确。
4. 平板典型菌落形态与特征菌落相符程度的判断。
5. 生化反应检测操作正确；结果判断正确。

（蔡晶晶）

实验三　控制菌检查——金黄色葡萄球菌的检查

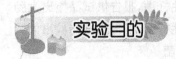

实验目的

1. 熟悉药品中金黄色葡萄球菌的检验原理。
2. 熟悉检验金黄色葡萄球菌的基本程序和方法。

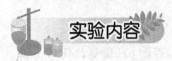

实验内容

一、实验原理

金黄色葡萄球菌(*Staphylococcus aureus*)为葡萄球菌属中的一种,广泛分布于自然界。常可污染食品与药品,本菌致病力较强,能引起局部及全身化脓性炎症,严重时可发展成为败血症和脓毒血症,可产生多种毒素及酶,是人类化脓性感染中重要的病原菌。外用药品和一般眼科制剂规定不得检出金黄色葡萄球菌。

金黄色葡萄球菌显微镜下呈球形,排列成葡萄球串状,无芽孢、鞭毛,革兰染色阳性。营养要求不高,需氧或兼性厌氧,最适生长温度 37 ℃,最适生长 pH7.4,有高度的耐盐性,在检测过程中可利用较高含量的氯化钠来抑制非葡萄球菌的微生物。该菌抵抗力较强,干燥情况下能生存数月,80 ℃ 30 分钟的条件下尚能存活,5%石炭酸或 0.1%升汞溶液 10～15 分钟才会被杀死。

《中国药典》2010 版中"金黄色葡萄球菌检查"按增菌、分离、纯培养、革兰染色镜检和血浆凝固酶试验等步骤进行。本法适用于外用药品及一般滴眼剂、眼膏剂的检查。

二、实验材料

1. 对照用菌液　取金黄色葡萄球菌[CMCC(B) 26003]营养琼脂斜面新鲜培养物少许,接种至 10 ml 营养肉汤培养基中,30～35 ℃培养 18～24 小时,用 0.9%无菌氯化钠溶液按 10 倍递增稀释浓度相当于 10～100 cfu/ml,作阳性对照用菌液。

2. 培养基(见附录一)　普通琼脂斜面培养基、营养肉汤培养基、卵黄氯化钠琼脂培养基、甘露醇氯化钠琼脂培养基。

3. 试剂　血浆、无菌水、革兰染液、0.9%无菌氯化钠溶液。

4. 仪器和设备　显微镜、超净工作台、培养箱、水浴锅、培养皿、试管、移液器、高压蒸汽灭菌锅、载玻片等。

三、实验操作

1. **增菌培养**　取供试液 10 ml(相当于供试品 1 g、1 ml、10 cm²),接种至 100 ml 的营养肉汤培养基中,另取 2 瓶培养基,其中 1 瓶加入供试液及阳性对照菌,另 1 瓶加入与供试液等量的稀释剂作阴性对照。置 30～35 ℃培养 18～24 小时(必要时可延至 48 小时)。阴性对照应无菌生长。

2. **分离培养**　分别将阳性对照和供试液增菌液以划线法接种于卵黄氯化钠琼脂平板或甘露醇氯化钠琼脂平板上,置 30～35 ℃培养 24～72 小时。观察菌落生长情况。

当阳性对照的平板呈典型的菌落形态,供试液的平板无菌落生长或生长的菌落与表 7-4 的菌落形态特征不符,判供试品未检出金黄色葡萄球菌。若供试液的平板生长的菌落与下表中的菌落形态特征相符或疑似,则应挑取可疑菌落进行纯培养后进一步做染色镜检及血浆凝固酶试验,确认是否为金黄色葡萄球菌。

表 7-4　金黄色葡萄球菌菌落形态特征

培养基	菌落形态特征
卵黄氯化钠琼脂	金黄色,圆形凸起,边缘整齐,光滑湿润,外周有分解卵磷脂后产生的乳浊圈,菌落直径 1～2 mm
甘露醇氯化钠琼脂	金黄色,圆形凸起,边缘整齐,光滑湿润,外周有黄色环。菌落直径 0.7～1 mm

3. **纯培养**　用接种环挑取 2～3 个以上疑似菌落,接种于普通琼脂斜面培养基上,置于 30～35 ℃培养 18～24 小时,作以下检查。

4. **革兰染色镜检**　染色镜检:金黄色葡萄球菌为革兰阳性球菌,排列呈葡萄球状,亦可呈单个、成双或短链状排列,无芽孢,无荚膜,直径为 0.5～1 μm。

5. **血浆凝固酶试验**　是鉴别金黄色葡萄球菌有无致病性的重要指标,用试管法测定,取无菌试管 3 支,各加入血浆和 0.9% 无菌氯化钠溶液 0.5 ml,再分别加入可疑菌株的浓菌悬液 0.5 ml、金黄色葡萄球菌浓菌悬液 0.5 ml、营养肉汤或 0.9% 无菌氯化钠溶液 0.5 ml,即为试验管、阳性对照管、阴性对照管。三管同时置 37 ℃培养,3 小时后开始检查,以后每隔适当时间观察一次,直至 24 小时。

阴性对照管血浆应流动自如,阳性对照管血浆呈凝固状(即将试管倾斜或倒置时,呈现凝块;或凝固体积大于原体积的一半),试验管呈凝固者为血浆凝固酶试验阳性;否则为阴性。

四、结果判断

1. 疑似菌革兰染色呈阳性,且血浆凝固酶试验阳性反应,报告供试品检出金黄色葡萄球菌。

2. 革兰染色镜检不是革兰阳性菌,或血浆凝固酶试验阴性反应,报告供试品未检出金黄色葡萄球菌。

3. 阴性对照有菌生长,试验结果无效。阳性对照试验呈阴性结果,应当加做验证试验,考察供试品是否有抑菌活性。

五、注意事项

1. 培养基应新鲜配制,培养时间宜 48 小时以上,其存放时间和培养时间影响色素产生。

2. 如使用干燥培养基,应按说明书配制,注意 pH 是否符合规定,必要时应校正 pH 后灭菌使用。

3. 血浆凝固酶试验应用新鲜培养物及新鲜血浆。否则易导致假阴性反应。观察结果时不要摇动试管,因凝固初期凝块易破坏,引起假阴性试验。

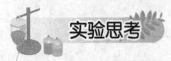

实验思考

1. 金黄色葡萄球菌为何会在卵黄氯化钠琼脂平板上产生乳浊圈?
2. 血浆凝固酶实验中的血浆是否要求无菌?

技能关键要点

1. 严格无菌操作。
2. 革兰染色结果正确。
3. 平板典型菌落形态与特征菌落相符程度的判断。
4. 血浆凝固酶试验操作正确,结果判断正确。

(祝红顺)

实验四　药物体外抗菌试验

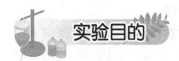

实验目的

熟悉并掌握测定药物体外抗菌作用的几种常见方法。

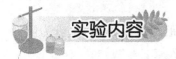

实验内容

一、实验原理

体外抗菌试验是最常用的抗菌试验,常用的方法一般有两大类:琼脂扩散法和系列稀释法。

琼脂扩散法的原理是药物能在琼脂培养基中扩散并在一定浓度范围内抵抗细菌的生长。具体是指将抗菌药物加入至接种试验菌的平板表面,药物在一定的扩散距离内,由于其本身的抗菌作用,试验菌不能生长。根据加入药的方法不同分为滤纸片法、挖沟法和管碟法。

二、实验材料

1. 滤纸片法

(1)菌种　金黄色葡萄球菌,16～18小时培养液;大肠埃希菌,16～18小时培养液。

(2)试剂　青霉素滤纸片、链霉素滤纸片。

(3)其他　培养皿、镊子和吸管等。

2. 挖沟法

(1)菌种　金黄色葡萄球菌、大肠埃希菌、铜绿假单胞菌。

(2)试剂　半流动药物或中药浸煮剂。

(3)其他　培养皿、无菌铲、吸管等。

3. 管碟法

(1)菌种　金黄色葡萄球菌。

(2)试剂　被稀释的青霉素药液、生理盐水。

(3)其他　培养皿、陶土盖、不锈钢小钢管、吸管等。

4. 系列稀释法

(1)菌种　试验菌金黄色葡萄球菌6小时肉汤培养物。

(2)试剂　青霉素稀释液、生理盐水。

(3)其他　无菌试管、无菌吸管等。

三、实验方法

1. 滤纸片法

(1) 用吸管分别取金黄色葡萄球菌和大肠埃希菌肉汤培养物 4～5 滴,滴加到两个已灭菌的空平皿中,每皿加入大约 20 ml 的培养基,制成含菌平板,冷凝备用。

(2) 用记号笔在含菌平皿底部划线,将平板分成两个区域,在每个区域标注好所要加入的含药滤纸片的名称。

(3) 用无菌镊子夹取青霉素滤纸片、链霉素滤纸片分别贴在含菌平板对应的区域,37 ℃,培养 20 小时。

(4) 观察滤纸片周围的抑菌圈。滤纸片边缘与抑菌圈边缘的距离在 1 mm 以上者为阳性(＋),即微生物对药物敏感;反之为阴性(－)。将实验结果填入表 7－5。

表 7－5

含药滤纸片	试验菌	抑菌直径(mm)	阴、阳性
青霉素			
链霉素			

2. 挖沟法

(1) 用无菌操作法将培养基倒入无菌平皿中,大约 20 ml,制成无菌平板,冷凝备用。

(2) 在无菌平板中央用无菌铲挖一条长沟,将长沟内的培养基全部挖出弃去。

(3) 在长沟的两侧垂直划线接种试验菌。

(4) 将半流动药物或中药浸煮剂用无菌吸管加入长沟内,以装满但不流出为止。

(5) 将平皿放于 37 ℃培养箱中培养 24～48 小时。

(6) 观察结果,通过观察长沟两侧所生长的试验菌离沟的距离可以判断出待测药物对试验菌的抗菌作用强弱。

3. 管碟法

(1) 用吸管取金黄色葡萄球菌肉汤培养物 4～5 滴,滴加到已灭菌的空平皿中,大约加入 20 ml 的培养基,制成含菌平板,冷凝备用。

(2) 用记号笔在含菌平皿底部划十字线,将平板分成了 4 个区域,在每个区域标注好所要加入的药液的名称。

(3) 用无菌镊子取 4 个灭菌小钢管等距离放在培养基事先划分好的 4 个区域中。

(4) 在每个小钢管中加入等量的与之对应的药液,被稀释的青霉素药液或生理盐水。

(5) 将平皿盖换成陶土盖,放入 37 ℃培养箱中培养 16～18 小时。

(6) 观察结果,只要是具有抗菌作用的药液就会在其作用的有效浓度内形成抑菌圈,那么可根据此抑菌圈的大小来判断药物的抑菌能力。将实验结果填入表 7－6。

表 7-6

化学药品	抑菌圈直径(mm)	抑菌能力
被稀释的青霉素药液		
0.9%生理盐水		

4. 系列稀释法(MIC 的测定)

(1) 取 6 支无菌试管,作编号 1～6 的标记。

(2) 用 2 ml 无菌吸管吸取金黄色葡萄球菌肉汤培养液 1.8 ml 加入 1 管中,其余各管各加 1 ml。

(3) 用 1 ml 无菌吸管吸取青霉素稀释液 0.2 ml 加入 1 管内通过吸吹三次混匀,混匀后从 1 管吸取 1 ml 加入到 2 管,再通过吸吹三次混匀,以此类推,其他管依次稀释,直到 5 管,混匀后取出 1 ml 弃去,6 管为不加青霉素稀释液作为空白对照组。

(4) 再取一支 1 ml 无菌吸管,吸取 1:1 000 的试验菌金黄色葡萄球菌 6 小时肉汤培养液的稀释液 0.1 ml 加入到那 6 个试管中,从 6 管开始依次向药液浓度高的试管加入。

(5) 将上述 6 个试管按顺序排列好,放于 37℃培养箱中培养 18～24 小时。

(6) 观察结果,空白对照的 6 管因为没有加入青霉素,肯定有菌,液体应该呈混浊。在 1～5 管中,随着青霉素浓度的降低应该从 1～5 混浊现象越来越明显或前几个管无混浊现象,从某一管开始有混浊现象。那么综上所述,呈现澄清的且青霉素稀释倍数最高的那个试管的浓度就应该是青霉素对该试验菌的最低抑菌浓度(MIC)。

(7) 将未长菌的各管培养液分别移种到无菌平板上,培养后以无菌生长的最低药物浓度为该药物的最小致死浓度(MBC)。

四、实验结果

具有抑菌性的微生物能够在琼脂平板上产生抑菌圈,且抑菌性大小与抑菌圈直径成正比。通过系列稀释法可以得到药物的最低抑菌浓度。

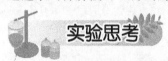

实验思考

1. 体外抗菌试验的方法主要有哪些?

2. 用系列稀释法测定药物的最低抑菌浓度时,需要注意什么?

技能关键要点

1. 滤纸片法、管碟法　含药平板的制备;滤纸或管碟放置位置合理;抑菌圈圆整。
2. 挖沟法　加药至长沟内勿溢出。
3. 系列稀释法　无菌操作;稀释时每梯度更换吸管;混匀;对结果的正确判断。

知识拓展

联合抗菌实验(琼脂扩散纸片法)

将两种含药纸片贴于已涂布试验菌的琼脂平板表面,两纸片之间的距离以 3~4 mm 为宜,培养 24 小时后观察结果。

抗菌药物联合应用可出现 4 种结果:协同作用、相加作用、无关作用、拮抗作用,可依据两种纸片之间的抑菌环交界变化来判断。

(王　蕾)

拓展实验　抗生素效价测定

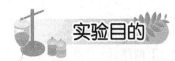

实验目的

1. 熟悉管碟法测定抗生素效价的原理。
2. 掌握管碟法测定抗生素效价单位的技术和计算方法。

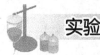

实验内容

一、实验原理

抗生素的效价测定常采用微生物学检定方法,它是利用抗生素对特定的微生物具有抗菌活性的原理来测定抗生素效价的方法,管碟法是微生物学检定方法的一种,已被各国药典广泛采用,作为法定的抗生素生物检定方法。管碟法是根据抗生素在琼脂平板培养基中的扩散渗透作用,比较标准品和检品两者对试验菌的抑菌圈大小来测定供试品的效价。本实验以硫酸链霉素的效价测定为例,说明管碟法测定抗生素效价的过程。

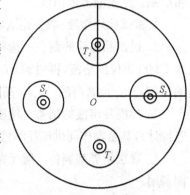

图 7-1　二剂量法示意图

管碟法可分为一剂量法、二剂量法和三剂量法,其中二剂量法应用最广泛,二剂量法是将抗生素的标准品及供试品各稀释成高、低两种剂量,在含试验菌的同一琼脂培养基平板上进行对比,根据两种剂量四种溶液所产生的抑菌圈大小,计算出供试品的效价(图 7-1)。

二剂量法效价计算公式为:

①求出 V 与 W: $V = T_2 + T_1 - S_2 - S_1$; $W = T_2 + S_2 - T_1 - S_1$

②求出 θ: $\log\theta = (V/W) \times I$　推导: $\theta = 10^{(V/W) \times I}$

③求出 $P_T = A_T \times \theta$

式中,

T_2、T_1:供试品高、低剂量溶液所形成的抑菌圈直径或面积。

S_2、S_1:标准品高、低剂量溶液所形成的抑菌圈直径或面积。

I:高、低剂量间浓度比的对数。

θ:供试品效价相当于标示量的百分数。

P_T：供试品实际单位数。

A_T：供试品标示量或估计单位。

二、实验材料

1. **菌种** 枯草芽孢杆菌。

2. **药品** 硫酸链霉素标准品、硫酸链霉素供试品。

3. **培养基**（见附录一） 培养基Ⅰ（作生物测定用时，平板应分上、下两层）。

4. **试剂** pH 为 7.8 的磷酸盐缓冲液（见附录三）、无菌水。

5. **仪器及器皿** 无菌平皿、牛津杯、移液器及无菌枪头、大口移液管、眼科镊子、滴管、烧杯、游标卡尺、容量瓶、试管、分析天平、恒温培养箱等。

三、实验操作要点

1. **制备枯草芽孢杆菌试验菌悬液** 取枯草芽孢杆菌营养琼脂斜面培养物，加灭菌水 1～2 ml 将菌苔洗下，制成悬液，用吸管将此悬液接种至盛有营养琼脂培养基的扁培养瓶内，均匀摊布，在 35～37 ℃培养 7 天。革兰染色镜检，应有芽孢 85％以上，用灭菌水 10 ml 将芽孢洗下，制成芽孢悬液，合并至灭菌大试管内，在 65 ℃水浴中加热 30 分钟将菌体杀死，待冷后置 4 ℃冷藏箱贮藏。此菌液为浓菌液。

日常试验用菌液：取上述浓菌液，用灭菌水 1:3 稀释至灭菌试管中，冷藏箱保存备用。

2. **供试品溶液的制备** 精密称取硫酸链霉素供试品适量，加灭菌水定量制成每 1 ml 中约含 1 000 单位的溶液，再用 pH 7.8 的磷酸盐缓冲液稀释成抗生素浓度范围为 0.6～1.6 单位/ml 的高（T_2）、低剂量溶液（T_1）。高、低剂量溶液浓度之比 2:1。

3. **标准品溶液的制备** 精密称取硫酸链霉素标准品适量（按该批号硫酸链霉素标准品的效价计），其余操作同供试品溶液的制备，制成标准品高（S_2）、低剂量溶液（S_1）。

4. **底层培养基制备** 取无菌培养皿，每皿移入 20 ml 融化的培养基Ⅰ，置水平平面，待凝固备用。

5. **铺含菌上层培养基** 取适量枯草芽孢杆菌日常试验用菌液适量，加入到冷却至 50～55 ℃的融化培养基Ⅰ中，菌悬液量约为培养基的 2％（加入菌液的浓度应控制在使高剂量硫酸链霉素溶液的抑菌圈直径在 20～24 mm）。充分混匀后，用大口移液管吸取 5 ml 于底层平板上迅速铺满上层，移至水平位置待凝备用。

6. **标记** 平板底部对角注明"S_2"、"S_1"和"T_2"、"T_1"标记（图 7-5-1）。

7. **放牛津小杯** 镊子火焰灭菌，夹取牛津杯垂直放置于标注位置，其间距应相等，放好后静置 5～10 分钟，使钢管在琼脂上沉稳。

8. **滴加抗生素溶液** 按 $S_2 \rightarrow T_2 \rightarrow S_1 \rightarrow T_1$ 顺序，分别滴加标准品与供试品高低剂量溶液，滴加溶液至钢管口平端。

9. **培养** 加陶瓦圆盖，平稳置于双碟托盘内，37 ℃培养 16～18 小时后观察结果。

四、实验结果

1. 用游标卡尺或抑菌圈测量仪测量取各抑菌圈直径或面积,并记录结果于表 7-7。

表 7-7

双碟号	抑菌圈直径(面积)			
	S_2	S_1	T_2	T_1
1				
2				
3				
4				
5				
6				
$\sum$				

2. 进行可靠性检验,计算效价。

五、注意事项

1. 牛津杯放置时,要从同一高度垂直放在菌层培养基上,不得下陷,不得倾斜,各小杯之间尽量等距。

2. 铺含菌上层平板时,保持培养基温度 50~55 ℃,防止局部凝固致平板不平,加样漏液。

3. 各牛津杯中滴加样品的量应保持一致,减小误差;滴加样品时要避免药液溅出、滴管碰到钢管使抑菌圈出现破裂不圆;滴加溶液的间隔不可过长,否则因钢管内溶液的扩散时间不同会影响测定结果。

4. 该实验中以高剂量抗生素溶液所形成的抑菌圈直径在 20~24 mm 为宜,高、低剂量所形成的抑菌圈直径之差最好大于 2 mm。

5. 双碟培养时叠放不可超过三层,以免受热不均,影响抑菌圈大小。

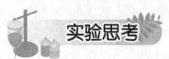

实验思考

抗生素微生物检定法——管碟法实验的影响因素有哪些? 怎样减小实验误差?

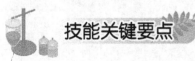

技能关键要点

1. 标准品溶液、供试品溶液的正确配制。

2. 上层板制备时培养基温度的正确控制。

3. 牛津杯位置放置合理,抑菌圈圆整。

4. 正确滴加样品(顺序、时间间隔均匀、勿碰钢管勿漏液)。

5. 抑菌圈结果的正确测量与结果计算。

(蔡晶晶)

实验五　凝胶限量法测注射用水中内毒素含量

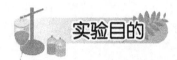

实验目的

1. 了解凝胶限量法测注射用水中内毒素含量的原理。
2. 掌握常用的细菌内毒素检查的方法及其操作步骤。

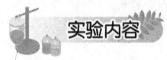

实验内容

一、概述

细菌内毒素的量以内毒素单位(endotoxin unit,EU)来表示。细菌内毒素检查法即鲎试验法是近 20 年来发展起来的用于检测药品、原辅料、中间体及制药用水中内毒素含量的一种方法,该方法相对家兔检查法而言,简单易操作且经济、灵敏、易于标准化,作为家热原检查法的替代方法,已经十分成熟。

注射用水标准规定:内毒素含量小于 0.25 EU/ml。

二、实验原理

本法系利用鲎试剂来检测或量化细菌内毒素,以判断供试品中细菌内毒素的含量是否符合规定的一种方法。细菌内毒素检查包括两种方法,即凝胶法和光度测定法,凝胶法分为凝胶限量法和凝胶半限量法;光度测定法包括浊度法和显色基质法。

鲎试剂中含有凝固酶及凝固酶原,当鲎试剂遇到内毒素后就会形成肉眼可见的凝固蛋白。其反应原理见图 7-2。

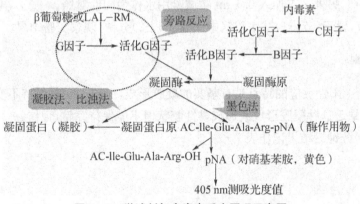

图 7-2　鲎试剂与内毒素反应原理示意图

三、实验材料

1. 试剂 细菌内毒素工作标准品,鲎试验用水(内毒素含量小于 0.015 EU/ml),灵敏度为 0.25 EU/ml 的鲎试剂(规格 0.1 ml/支)。

2. 仪器 电热干烤箱,恒温水浴锅,旋涡混合器,秒表。

3. 其他 精密移液器,无热原吸头,无热原试管,pH 试纸,96 孔板等。

4. 供试品 注射用水。

四、实验操作

(一)实验准备

1. 开启水浴锅,设置适宜的温度进行预热 30 分钟。

2. 对实验所用的试管在 250 ℃下干烤 1 小时去除热原。

(二)溶液的制备

1. 供试品溶液 供试品原液。

2. 供试品阳性对照组 用供试品溶液将内毒素标准品稀释为 2λ(λ 为鲎试剂的灵敏度)即 0.5 EU/ml。

3. 标准品阳性对照组 用鲎试验用水将内毒素标准品稀释为 2λ(λ 为鲎试剂的灵敏度)即 0.5 EU/ml,作为阳性对照。

4. 阴性对照组 鲎试验用水。

5. 取鲎试剂于室温下进行复溶,按照其规格加入定量的鲎试验用水进行溶解,复溶后待用。

(三)加样反应

1. 取 8 支复溶后的 0.1 ml/支规格的鲎试剂,2 支加入该供试品溶液各 0.1 ml,2 支加入用鲎试验用水将内毒素工作标准品制成 0.5 EU/ml 的内毒素溶液各 0.1 ml 作为标准品阳性对照,2 支加入用该供试品溶液将内毒素工作标准品制成 0.5 EU/ml 的内毒素溶液各 0.1 ml 作为供试品阳性对照,另外 2 支加入 0.1 ml 鲎试验用水作为阴性对照。

2. 加样结束,置于(37±1)℃水浴锅中保温(60±2)分钟,观察实验结果。

五、实验结果

1. 结果判断 阳性反应的特点是有坚实的凝胶形成,反转 180°时保持不变,记作(+)。阴性结果的特征是缺乏这种凝胶形成或形成黏性胶状但不能保持完整,记作(-),(37±1)℃水浴锅中保温(60±2)分钟后结果记作表 7-8:

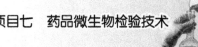

表 7-8

项目	供试品组		供试品阳性对照组		标准品阳性对照组		阴性对照组	
管号	1	2	1	2	1	2	1	2
结果								

2. 当供试品阳性对照组和阳性对照组全呈阳性,其余为阴性。则注射用水中内毒素含量小于 0.25EU/ml,符合标准规定,否则不符合标准规定。

六、注意事项

1. 鲎试剂、内毒素工作标准品保存在 2～8 ℃条件下,当使用前应将其置于室温环境下使其达到室温温度后再复溶使用。复溶后应避免强烈震动产生气泡。

2. 反应过程中必须避免反应试管的震动造成假阴性。

3. 鲎试验反应的最佳环境为:pH 6.0～8.0,(37±1)℃水浴锅中保温(60±2)分钟。

4. 在整个实验过程为了避免外源性内毒素的干扰,所使用的玻璃器皿要在 250 ℃下干烤 1 小时去除热原。

 实验思考

1. 细菌内毒素有哪些特性? 主要是哪一类微生物产生的?

2. 影响鲎试验反应的主要因素有哪些? 观察实验结果时要注意什么?

 技能关键要点

1. 精密移液器的使用。

2. 溶液每一次稀释前的混匀操作。

3. 除热原,排除外源性干扰。

(祝红顺)

附录一　实验用培养基配方

1. 牛肉膏蛋白胨培养基(用于细菌培养)

配方及制作:牛肉膏 0.5 g、蛋白胨 1 g、NaCl 0.5 g、琼脂 1.5～2 g,水 100 ml,pH 7.4～7.6,121 ℃灭菌 20 分钟。

2. 虎红培养基(用于真菌分离及培养)

配方及制作:蛋白胨 5 g、葡萄糖 10 g、磷酸二氢钾 1 g、硫酸镁 0.5 g、琼脂 20 g、1/3 000 孟加拉红溶液 100 ml、蒸馏水 900 ml,自然 pH,121 ℃湿热灭菌 30 分钟。待培养基融化后冷却 55～60 ℃时加入链霉素(链霉素含量为 30 μg/ml)。

3. 豆芽汁葡萄糖培养基(培养酵母菌及霉菌)

配方及制作:黄豆芽 10 g、葡萄糖 5 g、琼脂 1.5～2 g、水 100 ml,自然 pH。

(1) 称新鲜黄豆芽 10 g,置于烧杯中,再加入 100 ml 水,小火煮沸 30 分钟,用纱布过滤,补足失水,即制成 10%豆芽汁。

(2) 配制时,按每 100 ml 10%豆芽汁加入 5 g 葡萄糖,煮沸后加入 2 g 琼脂,继续加热融化,补足失水。115 ℃灭菌 30 分钟。

4. 高氏一号培养基(用于放线菌培养)

配方及制作:可溶性淀粉 20 g、NaCl 0.5 g、KNO$_3$ 1 g、K$_2$HPO$_4$ · 3H$_2$O 0.5 g、MgSO$_4$ · 7H$_2$O 0.5 g、FeSO$_4$ · 7H$_2$O 0.01 g、琼脂 15～20 g、水 1 000 ml,pH 7.4～7.6。121 ℃灭菌 20 分钟。

5. 豆饼斜面培养基(用于产蛋白酶霉菌菌株筛选)

配方及制作:豆饼 100 g 加水 5～6 倍,煮出滤汁 100 ml,汁内加入 KH$_2$PO$_4$ 0.1%,MgSO$_4$ 0.05%,(NH$_4$)$_2$SO$_4$ 0.05%,可溶性淀粉 2%,pH6,琼脂 2%～2.5%。121 ℃灭菌 20 分钟。

6. 酪素培养基(用于蛋白酶菌株筛选) 分别配制 A 液和 B 液。

配方及制作:

A 液:称取 Na$_2$HPO$_4$ · 7H$_2$O 1.07 g。干酪素 4 g,加适量蒸馏水,并加热溶解。

B 液:称取 KH$_2$PO$_4$ 0.36 g,加水溶解。

A、B 液混合后,加入酪素水解液 0.3 ml,加琼脂 20 g,最后用蒸馏水定容至 1 000 ml。酪素水解液的配制:1 g 酪蛋白溶于碱性缓冲液中,加入 1%的枯草芽孢杆菌蛋白酶 25 ml 加水至 100 ml,30 ℃水解 1 小时。

7. 营养缺陷型筛选用培养基:

(1) LB 液体培养基:酵母膏 0.5 g、蛋白胨 1 g、NaCl 0.5 g、蒸馏水 100 ml、pH 7.2;

(2) 2 倍 LB 液体培养基:酵母膏 0.5 g、蛋白胨 1 g、NaCl 0.5 g、蒸馏水 50 ml,pH 7.2;

（3）LB 固体培养基:酵母膏 0.5 g、蛋白胨 1 g、NaCl 0.5 g、蒸馏水 100 ml、琼脂 2 g、pH 7.2;

（4）基本固体培养基:VBE 盐,50X,＊2 ml、葡萄糖 2 g、蒸馏水 98 ml、琼脂 2 g、pH 7.0;

（5）无 N 基本液体培养基:K_2HPO_4 0.7 g(或 $K_2HPO_4 \cdot 3H_2O$ 0.92 g)、KH_2PO_4 0.3 g、柠檬酸钠 $\cdot 3H_2O$ 0.5 g、$MgSO_4 \cdot 7H_2O$ 0.01 g、葡萄糖 2 g、蒸馏水 100 ml、pH7.0;

（6）2N 基本液体培养基:$(NH_4)_2SO_4$ 0.2 g、K_2HPO_4 0.7 g(或 $K_2HPO_4 \cdot 3H_2O$ 0.92 g)、KH_2PO_4 0.3 g、柠檬酸钠 $\cdot 3H_2O$ 0.5 g、$MgSO_4 \cdot 7H_2O$ 0.01 g、葡萄糖 2 g、蒸馏水 100 ml、pH7.0。

8. LB 液体培养基(常用于重组细菌的培养)

配方及制作:双蒸馏水 950 ml,胰蛋白胨 10 g,NaCl 10 g,酵母提取物 5 g,用 1 mol/L NaOH (约 1 ml) 调节 pH 至 7.0,加双蒸馏水至总体积为 1 L,121 ℃湿热灭菌 30 分钟。LB 固体培养基为液体培养基中加入 1.5%～2%的琼脂粉。

9. 营养琼脂培养基(主要用于细菌的培养和菌落计数)

配方及制作:蛋白胨 10 g、牛肉膏 3 g、氯化钠 5 g、琼脂 15～20 g、蒸馏水 1 000 ml,混合溶解,调节 pH 值至 7.2,121 ℃高压灭菌 20 分钟。

10. 改良马丁培养基(用于真菌培养及药品和生物制品无菌检查用):蛋白胨 5 g、酵母浸出粉 2 g。配方及制作:葡萄糖 20 g。磷酸氢二钾 1.0 g、硫酸镁 0.5 g、水 1 000 ml,除葡萄糖外的成分混合溶解,再加入葡萄糖,调节 pH 至 6.4±0.2,分装,115 ℃高压灭菌 30 分钟。

11. 玫瑰红钠琼脂培养基（供药品和生物制品中霉菌和酵母菌的计数、分离和培养用）

配方及制作:胨 5.0 g、葡萄糖 10.0 g、磷酸二氢钾 1.0 g、硫酸镁 0.5 g、玫瑰红钠 0.013 3 g、琼脂 14.0 g、水 1 000 ml;除葡萄糖、玫瑰红钠外,取上述成分,混合,微温溶解,滤过,加入葡萄糖,玫瑰红钠,分装,115 ℃灭菌 30 分钟。

12. 胆盐乳糖培养基(用于大肠菌群,粪大肠菌群,大肠埃希菌的培养)

配方及制作:胨 20.0 g、乳糖 5.0 g、牛胆盐(或去氧胆酸钠 0.5 g) 2.0 g、磷酸二氢钾 1.3 g、磷酸氢二钾 4.0 g、氯化钠 5.0 g、水 1 000 ml;除乳糖、牛胆盐外,取上述成分,混合后微温溶解,调节 pH 值至 7.4,加乳糖、牛胆盐溶解后摇匀,分装,115 ℃灭菌 30 分钟。

13. 乳糖发酵培养基(用于大肠菌群发酵试验)

配方及制作:胨 20.0 g、乳糖 10.0 g、0.04%溴甲酚紫指示液 25 ml,水 1 000 ml。除0.04%溴甲酚紫指示液外,取其余成分混合溶解,调节 pH 至 7.2,再加入指示液,分装于小试管中,115 ℃灭菌 30 分钟。

14. 曙红亚甲蓝琼脂培养基(EMB)(用于肠道致病菌的选择性分离培养)

配方及制作:营养琼脂培养基 100 ml,20%乳糖溶液 5 ml,2%伊红水溶液 2 ml,0.5%亚甲蓝水溶液 1.3～1.6 ml。将灭菌后营养琼脂培养基加热融化,冷至 60 ℃,按无菌操作加入灭菌的其他 3 种溶液,摇匀,倾注平板。

15. 麦康凯琼脂培养基(MacC)(用于肠道致病菌的选择性分离培养)

配方及制作:蛋白胨 20.0 g、乳糖 10.0 g、牛胆盐 5.0 g、氯化钠 5.0 g、中性红 0.03 g、琼脂 14.0 g、水 1 000 ml,除乳糖、中性红及牛胆盐外,加热溶解上述成分,调节 pH 至 7.2,再加入其余成分,摇匀、分装,115 ℃灭菌 30 分钟。

16. 4－甲基伞形酮葡糖苷酸蛋白胨培养基(MUG,用于大肠埃希菌酶底物法检测)

配方及制作:蛋白胨 10.0 g、磷酸二氢钾 0.9 g、磷酸氢二钠 6.2 g、硫酸锰 0.000 5 g、亚硫酸钠 0.04 g、去氧胆酸钠 1.0 g、硫酸镁 0.1 g、氯化钠 5.0 g、氯化钙 0.05 g、MUG 0.075 g、硫酸锌 0.000 5 g、水 1 000 ml。除 MUG 外的其余成分混合后微温溶解,调节 pH 7.3,加入 MUG 溶解,分装试管,每管 5 ml,115 ℃高压灭菌 20 分钟,备用。

17. 蛋白胨水培养基(用于鉴别细菌能否分解色氨酸而产生靛基质的生化反应)

配方及制作:蛋白胨 10 g、氯化钠 5 g、水 1 000 ml,加热融化,调节 pH 7.6,分装小试管,121 ℃高压灭菌 20 分钟。

18. 葡萄糖蛋白胨水培养基(用于 V. P. 反应和甲基红试验)

配方及制作:蛋白胨 0.5 g、葡萄糖 0.5 g、K_2HPO_4 0.2 g、水 100 ml,pH7.2～7.4,115 ℃湿热灭菌 20 分钟。

19. 枸橼酸盐培养基(用于肠道菌的柠檬酸盐利用试验)

配方及制作:枸橼酸钠 5.0 g、氯化钠 5.0 g、硫酸镁 0.2 g、磷酸二氢铵 1.0 g、磷酸氢二钾 1.0 g、琼脂 15.0 g、溴麝香草酚蓝 0.08 g 水 1 000 ml。除琼脂与溴麝香草酚蓝外的其余成分溶于蒸馏水中,加热融化,调节 pH 6.7～6.9,加入琼脂与指示剂,混匀,分装于小试管中,121 ℃高压灭菌 15 分钟。

20. 营养肉汤培养基(用于一般细菌培养、复壮、增菌等)

配方及制作:蛋白胨 10.0、牛肉粉 3.0、氯化钠 5.0、蒸馏水 1 000 ml,混合溶解,调节 pH 至 7.2± 0.2,121 ℃高压灭菌 20 分钟。

21. 卵黄氯化钠琼脂培养基(用于金黄色葡萄球菌选择性分离)

配方及制作:蛋白胨 6.0 g、氯化钠 30.0 g、10％氯化钠卵黄液 100 ml、牛肉浸出粉 1.8 g、琼脂 14.0 g,蒸馏水 650 ml。除 10％氯化钠卵黄液外的上述成分混合,微温溶解,调节 pH 7.6± 0.1,121 ℃高压灭菌 15 分钟,冷至 60 ℃,无菌操作加入 10％氯化钠卵黄液,成分摇匀,倾注平板。

10％氯化钠卵黄液制作:取新鲜鸡蛋 1 个,以无菌操作取出卵黄,放入 10％灭菌氯化钠溶液 100 ml 中,充分振摇,即得。

22. 甘露醇氯化钠琼脂培养基(用于金黄色葡萄球菌的选择性分离培养)

配方及制作:蛋白胨 10.0 g、牛肉浸出粉 1.0 g、甘露醇 10.0、氯化钠 75.0 g、酚磺酞 0.025、琼脂 14.0 g、水 1 000 ml,加热溶解,调节 pH 7.4± 0.2,121 ℃高压灭菌 15 分钟,冷至 45～50 ℃左右时,倾注平板。

23. 培养基 Ⅰ(抗生素效价测定用培养基)

配方及制作:胨 5 g、牛肉浸出粉 3 g、磷酸氢二钾 3 g、琼脂 15～20 g、水 1 000 ml。除琼脂外,混合上述成分,调节 pH 值使比最终的 pH 值略高,加入琼脂,加热熔化后过滤,调节 pH 使灭菌后为 7.8～8.0,在 115 ℃灭菌 30 分钟。

附录二　染色液配方

1. 吕氏亚甲蓝染色液

A 液:2%亚甲蓝(Methylene blue)95%乙醇溶液。

B 液:10%KOH 溶液。

取 A 液 30 ml、B 液 0.1 ml 与 100 ml 蒸馏水混合。

2. 石炭酸复红染色液

A 液:4%碱性复红(basic fuchsin)95%乙醇溶液。

将碱性复红在研钵中研磨后,逐渐加入 95%乙醇,继续研磨使其溶解、配成 A 液。

B 液:5%石炭酸溶液。

取 A 液 10 ml、B 液 90 ml 混合即可。一般可将此溶液稀释 5~10 倍使用。但稀释液易变质失效,一次不宜多配。

3. 革兰(gram)染色液

(1) 草酸铵结晶紫染液

A 液:1%结晶紫(Crystal violet)95%乙醇溶液。

B 液:1%草酸铵(Ammonium oxalate)溶液。

取 A 液 20 ml、B 液 80 ml,静置 48 小时后使用。

(2) 革氏碘液:碘片 1.0 g、碘化钾 2.0 g、蒸馏水 300 ml。

先将碘化钾溶解在少量水中,再将碘片溶解在碘化钾溶液另,待碘全部溶解后,加够水即成。

(3) 番红(沙黄)复染液:2.5%番红 95%乙醇溶液。

取此液 10 ml 与 90 ml 蒸馏水混匀即成。

4. 乳酸石炭酸棉蓝染色液

石炭酸 2.0 g、甘油 40 ml、乳酸(密度 1.21)20 ml、蒸馏水 20 ml、棉蓝(Cotton blue)0.05 g

石炭酸在蒸馏水中加热溶解,然后加入乳酸和甘油,最后加入棉蓝,使其溶解即成。

5. 荚膜染色液

(1) 黑色素水溶液:将黑色素在蒸馏水中煮沸 5 分钟,配成 5%溶液,然后加入 40%甲醛 0.5%(v/v)作防腐剂。

(2) 番红染色液:与革兰染色液中的番红复染液相同。

6. 0.1%亚甲蓝染色液　吕氏美蓝染色液 46 ml 加蒸馏水 54 ml。

附录三 试剂配制

1. 0.2 mol/L pH7 磷酸盐缓冲液的配制 甲液:乙液=39:61
甲液:以下任选一种。
     $Na_2HPO_4 \cdot 2H_2O$ 0.2 mol/L   35.61 g/L
     $Na_2HPO_4 \cdot 12H_2O$ 0.2 mol/L   71.64 g/L
乙液:以下任选一种。
     $NaH_2PO_4 \cdot 2H_2O$ 0.2 mol/L   31.21 g/L
     $NaH_2PO_4 \cdot 12H_2O$ 0.2 mol/L   27.60 g/L

2. 2%重铬酸钾溶液配制 2 g 重铬酸钾加入到100 ml 的硫酸(浓硫酸5 ml 加95 ml 蒸馏水)中,水浴加热溶解。

3. pH 7.0 氯化钠—蛋白胨缓冲液 KH_2PO_4 3.56 g、Na_2HPO_4 7.23 g、氯化钠4.30 g、蛋白胨1.0 g,加水1 000 ml,微热溶解,滤过,分装,灭菌。

4. pH 为7.8的磷酸盐缓冲液 磷酸氢二钾5.59 g、磷酸二氢钾0.41 g、加水使成100 ml,滤过,115 ℃灭菌30分钟,制成 pH 为7.8的磷酸盐缓冲液。

5. 0.01 mol pH 9.6 碳酸盐缓冲液 称取无水碳酸钠1.59 g 及碳酸氢钠3.93 g 溶于蒸馏水中稀释至1 000 ml。

6. 含0.05%吐温-20、0.01 mol pH 7.2 PBS 称7.9 g NaCl,0.2 g KCl,0.24 g KH_2PO_4 (or 1.44 g Na_2HPO_4)和1.8 g K_2HPO_4,吐温-20 0.5 ml,溶于800 ml 蒸馏水中,用 HCl 调节溶液的 pH 至7.2,最后加蒸馏水定容至1 L。

7. 底物溶液(含0.04%邻苯二胺、pH 5.0 柠檬酸缓冲液) 称取邻苯二胺40 mg,溶解于100 ml pH 5.0 磷酸—柠檬酸缓冲液(0.1 M 柠檬酸24.3 ml,加0.2 M NaH_2PO_4 25.7 ml,加水50 ml)中,然后加30%过氧化氢0.15 ml,现配现用。

8. 靛基质试液 取对二甲基氨基苯甲醛5克,加入到75 ml 戊醇内,置于56 ℃水浴中,不断摇动使其溶解,取出冷却后徐徐滴入浓盐酸25 ml,滴加时随滴随摇,以免骤热。放置一夜,即成淡褐色透明液体,

9. 6% α-萘酚酒精溶液 吸取6 ml α-萘酚,用无水乙醇定容至100 ml。

10. 甲基红指示剂 称取甲基红0.04 g,溶于60 ml 95%乙醇中,然后加蒸馏水定容至100 ml。

11. 溴麝香草酚蓝指示剂 称取溴麝香草酚蓝0.04克,加0.01 mol/L 的 NaOH 6.4 ml,加水至100 ml。

12. 溴甲酚紫指示剂 称取溴甲酚紫0.04 g,加0.01 mol/L 的 NaOH 6.4 ml,加水至100 ml。

13. 0.1 mol/L pH 6.0 磷酸钠缓冲液 取1 mol/L 磷酸氢二钠12.0 ml 与88.0 ml/L 的磷酸二氢钠溶液混合,滤过,灭菌。

主要参考文献

[1] 国家药典委员会. 中华人民共和国药典. 北京：中国医药科技出版社,2010

[2] 中国药品生物制品检定所. 中国药品检验标准操作规程. 北京：中国医药科技出版社,2010

[3] 蔡凤. 微生物学. 2 版. 北京：科学出版社,2009

[4] 俞松林. 生物药物检测技术. 北京：人民卫生出版社,2009

[5] 黄贝贝,凌庆枝. 药用微生物学实验. 北京：中国医药科技出版社,2008

[6] 周德庆. 微生物学实验教程. 北京：高等教育出版社,2006